国医养生堂

黄帝内经

十二时辰养生宜忌

李兴广◎编著

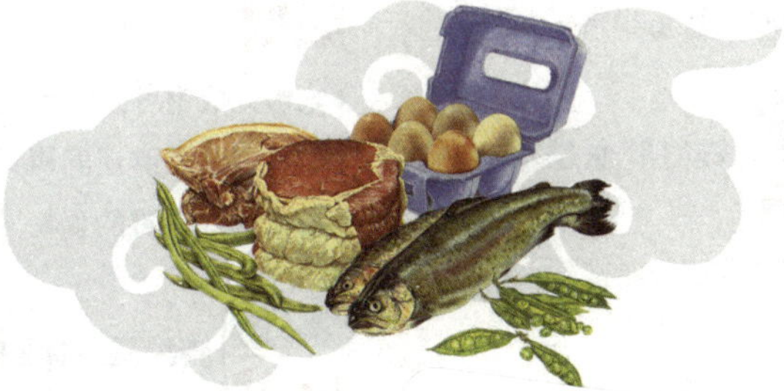

山西出版传媒集团
山西科学技术出版社

黄帝内经
十二时辰养生宜忌

目录
contents

十二时辰养生
《黄帝内经》中的养生智慧／4

一
子时 好好睡觉利胆经

◆调畅胆气能促进健康和睡眠／6
◆只有胆好，睡觉才真的好／8
◆敲胆经治疗失眠还是导致失眠／11
◆按揉胆穴巧治小病／13

二
丑时 养好肝血是根本

◆深度睡眠让肝血推陈出新／16
◆肝是女子的先天／18
◆养肝血远离妇科病／19
◆熬夜会多病／21

三
寅时 肺最易受寒

◆清晨易醒多是肺气不足／22
◆寒气最易袭肺，清晨防着凉／24
◆肺经顺畅，人体气血分布好／26
◆肺是全身新陈代谢的总管／28
◆肺是人长寿的开关／30

四
卯时 养成排便好习惯

◆排便是对大肠经最好的照顾／32
◆排毒通便的八种方法／35
◆五更拉肚子要提升大肠经气／36
◆用大肠经预防疾病／37
◆卯时生活养生经／39

五
辰时 吃东西不易长胖

◆吃饭九成饱可以延年益寿／40
◆早餐热食不胖还养胃／42
◆可以御寒暖胃的食物／45

六
巳时 脾经是人体的能量线

◆脾为后天之本／46
◆减肥的第一要务是养脾／48
◆脾脏功能好，糖尿病治疗效果佳／49
◆健脾就是在健脑／51
◆解除高脂血症从健脾开始／52

七 午时 午睡片刻降心火

◆午睡方法有讲究／54
◆夏季养心好时机／57
◆午餐怎么算吃饱／59
◆喜乐有度好养心／60

八 未时 小肠运作营养好吸收

◆午餐吃好，小肠经才能运作和谐／62
◆小肠对营养的消化与吸收／64
◆腹泻与水土不服／66

九 申时 膀胱排毒效果好

◆经络通畅眼明亮／68
◆多喝水，膀胱排毒效果好／71
◆感冒调肠胃／72
◆颈椎病的膀胱经疗法／73

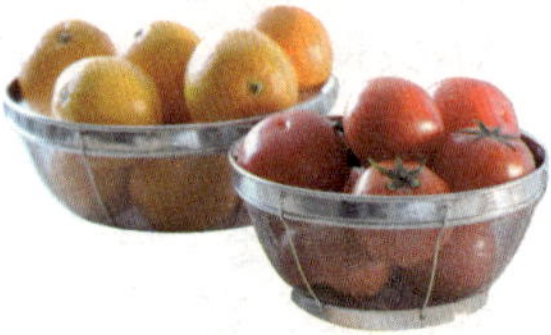

十 酉时 肾气足了才长寿

◆下午六点补肾最有效／74
◆肾气足，福运长寿来／74
◆从肾主水液判断是否肾虚／77
◆吃什么补肾／79

十一 戌时 心包经是快乐健康之源

◆心包经是让人快乐的经络／80
◆心包经患病调三焦／83
◆心包经的穴位按摩／84
◆抑郁了自己找乐／86

十二 亥时 阴阳交和百病不生

◆亥时入睡葆青春／88
◆三焦通畅血脉清／91
◆元气通达头脑灵／93
◆疏通三焦养元气／94
◆两情相悦在亥时／95

特别提示：在使用书中介绍的方法之前，必须到医院进行诊断，并在医生指导下使用。

十二时辰养生 health

《黄帝内经》中的养生智慧

经络是博大精深的中医学创举，也是中医学的核心内容和关键组成部分，在中医学中占有极其重要的地位。就像导游要清楚旅游路线、机长要明白航空线路一样，要做一个好大夫，就必须对经络十分了解。否则，就像金元朝代的名医张子和所说的："不诵十二经络，开口动手便错。"

十二经脉与十二时辰

根据中医学理论，经脉有12条，正好分别对应于一天的12个时辰，每个时辰是两小时，也就是说每条经脉的主持时间是两小时。在这两小时里，由某一条经脉及其相对应的某一个脏腑主管、值班，这就叫作这条经脉和这个脏腑的旺时，就是经气旺盛的时辰。反之，就是经气衰落的时辰。

十二经脉的名称分别是手太阴肺经、手厥阴心包经、手少阴心经、手阳明大肠经、手少阳三焦经、手太阳小肠经、足太阴脾经、足厥阴肝经、足少阴肾经、足阳明胃经、足少阳胆经、足太阳膀胱经，分别对应于肺、心包、心、大肠、三焦、小肠、脾、肝、肾、胃、胆和膀胱。

著名针灸学家高武在他的著作《针灸聚英》中记载了12条经脉旺盛的时辰和衰落的时辰，这两个时间相差6个时辰。肺经旺于寅时，衰于申时；大肠经旺于卯时，衰于酉时；胃经旺于辰时，衰于戌时；脾经旺于巳时，衰于亥时；心经旺于午时，衰于子时；小肠经旺于未时，衰于丑时；膀胱经旺于申时，衰于寅时；肾经旺于酉时，衰于卯时；心包经旺于戌时，衰于辰时；三焦经旺于亥时，衰于巳时；胆经旺于子时，衰于午时；肝经旺于丑时，衰于未时。

十二经脉与十二时辰对应一览表

十二经脉名称	对应脏腑	旺时	衰时
足少阳胆经	胆腑	子时23：00~1：00	午时11：00~13：00
足厥阴肝经	肝脏	丑时1：00~3：00	未时13：00~15：00
手太阴肺经	肺脏	寅时3：00~5：00	申时15：00~17：00
手阳明大肠经	大肠腑	卯时5：00~7：00	酉时17：00~19：00
足阳明胃经	胃腑	辰时7：00~9：00	戌时19：00~21：00
足太阴脾经	脾脏	巳时9：00~11：00	亥时21：00~23：00
手少阴心经	心脏	午时11：00~13：00	子时23：00~1：00
手太阳小肠经	小肠腑	未时13：00~15：00	丑时1：00~3：00
足太阳膀胱经	膀胱腑	申时15：00~17：00	寅时3：00~5：00
足少阴肾经	肾脏	酉时17：00~19：00	卯时5：00~7：00
手厥阴心包经	心包	戌时19：00~21：00	辰时7：00~9：00
手少阳三焦经	三焦腑	亥时21：00~23：00	巳时9：00~11：00

一 子时 好好睡觉利胆经

子时，即23：00~1：00，是胆经运行最旺盛的时刻。我们可以利用胆经提高睡眠质量，而睡眠质量的提高，也有利于胆经的调畅和养护。

调畅胆气能促进健康和睡眠

调畅胆气不容易生病

《黄帝内经·素问》云：“勇者气行则已，怯者则着而为病也。”意思是说，同样有外来的恐吓，对勇敢的人来说，胆气行畅，恐吓引起的身体变化就消失了；而对于胆怯的人来说，胆气不畅，恐吓引起的身体不良变化就会留下来，逐渐形成体内的各种疾病。也就是说，胆气调畅了，就不容易生病。

为什么胆气调畅了人不容易生病呢？

现代医学表明，人体的情绪表现与一定的生理活动相联系，情绪的反应直接影响到人体的生理过程，惊吓、愤怒、不满、冤屈等不良情绪因素会引起身体生理活动的异常，形成对身体有害的病理过程，从而出现躯体疾病。对于胆气调畅的人，这些不良情绪不会影响到人体的生理过程，或者影响比较小，身体能够自行调节，消除或削弱这些对生理过程的影响，疾病不会出现，睡眠自然也就会良好。

生病的人更容易胆气不畅

现代医学表明，与胆气不畅导致疾病相反的情况是，人在疾病期，由于病的影响，也会产生相应的不良情绪。

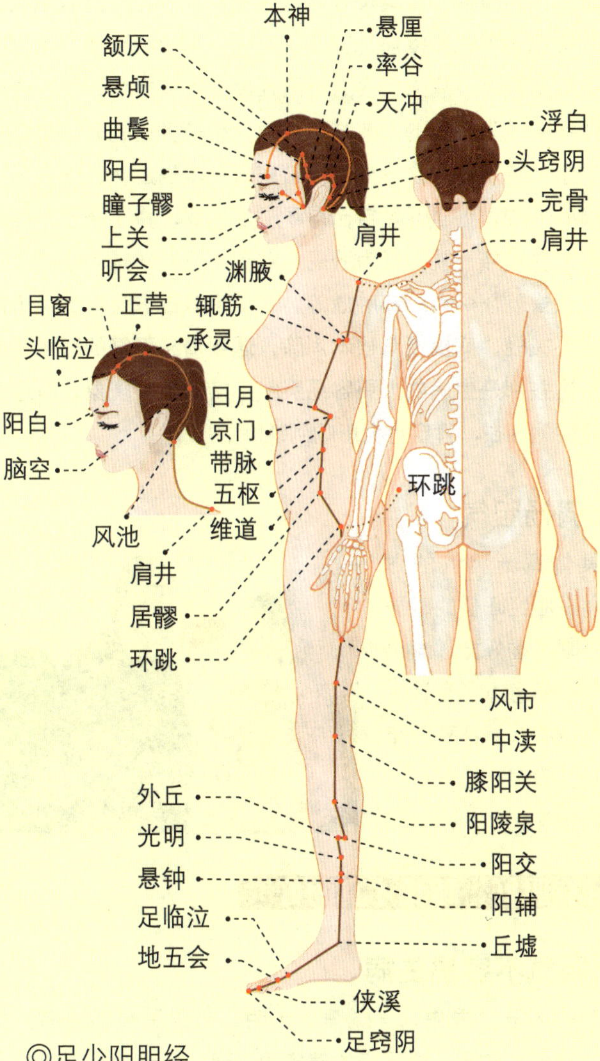
本神
悬厘
颔厌
率谷
悬颅
天冲
曲鬓
浮白
阳白
头窍阴
瞳子髎
完骨
上关
肩井
听会
肩井
渊腋
目窗
正营
辄筋
承灵
头临泣
日月
阳白
京门
带脉
脑空
五枢
环跳
风池
维道
肩井
居髎
环跳
风市
中渎
膝阳关
外丘
阳陵泉
光明
阳交
悬钟
阳辅
足临泣
丘墟
地五会
侠溪
足窍阴
◎足少阳胆经

譬如，胆石症、胆囊炎等胆病患者，许多人都具有胆疾病本身的临床表现，如疼痛、胃肠不舒服、大便不顺畅、消化不良等。除此之外，病人还会有不同程度的不良情绪，甚至这些不良情绪会成为患者的主要临床表现。比较多见的有：患者看病时的主诉特别多，会诉说比正常病人更多的症状。很多病人整日忧心忡忡，甚至怀疑自己得了不治之症，将不久于人世，如：有胁肋疼痛，就怀疑为肝癌；咽部不适就怀疑为喉癌、食道癌；头昏就怀疑为脑部肿瘤等。有的患者自觉身体的某个部位疼痛不减轻，病根没有根本消除，遇到情志不舒的时候尤为剧烈。这些都是生病的人更容易胆气不畅的临床现象，有这些不良情绪的存在，肯定也会影响到睡眠的质量。

怎么调畅胆气

具体调畅胆气的方法有：在胆经旺盛的时辰好好睡眠，睡好觉，愉悦心情，舒畅意志，有针对性地补益胆气，祛除胆腑的痰热、痰湿，经常敲击胆经穴位等。

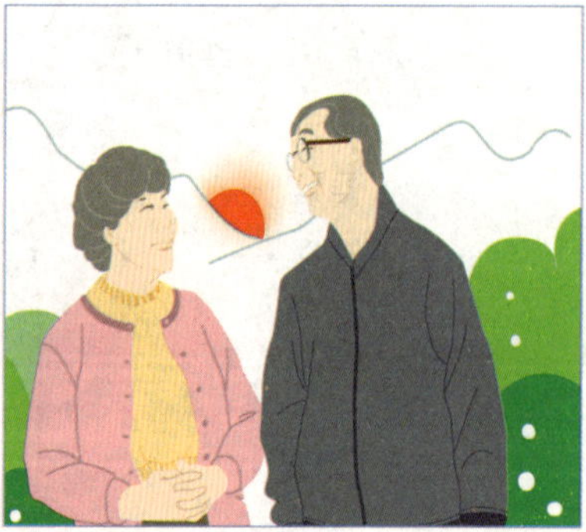

只有胆好，睡觉才真的好

调畅胆气不容易生病

有的人睡觉香甜，一觉睡到天明，起床后精神饱满、头脑清醒、精力充沛。这是身体健康的表现。

有的人就不同了：入睡慢，甚至入睡困难，翻来覆去睡不着，越着急越睡不着；好不容易睡着了，不断做梦，梦见跟人吵架、打架，甚至被人追杀、追打，有时候会被噩梦惊醒；有的人稍好一点，就是晚上睡觉不踏实，稍有动静就醒了，醒来之后，意识清楚，睡意全无，再也不能睡着，睁眼到天亮。这些状况，往往导致白天精神疲惫、头脑昏沉、晕晕乎乎、精力不够、在工作中出错，甚至还会出现交通事故，病人对此非常痛苦。

那么所有这些睡眠质量低的原因何在？

答案是在胆。因为人睡觉最好的黄金时段是在子时，正是胆经的旺盛时辰，胆经好，睡觉才好。

要熟悉胆经经脉的循行

足少阳胆经从头部走行向足部，起始部位在外眼角（瞳子髎穴），然后向上到达头角（颔厌穴），再向下到达耳后（完骨穴），再折向上行，经过额部到达眉上（阳白穴），又向后折至风池穴，再沿着后颈部下行至肩上，左右交会于大椎穴，前行进入锁骨窝部。

胆经除外主线外，还有较多的分支：

分支1：从耳后进入耳中，再出来走于耳前，到达外眼角后方。

分支2：从外眼角分出，下行到大迎穴，和手少阳三焦经分布在面颊部的支脉相会合，行至眼眶下，又折向后下方，过颊部，沿着颈部向下，与前脉会合于缺盆后，进入体腔向下行于胸中，穿过膈肌，联络肝脏，隶属胆腑，然后沿胁里浅出气街，围绕阴毛部，横行到环跳穴处。

直行的经脉：从缺盆下行至腋窝，沿着胸侧部，经过季胁，下行至髋关节环跳穴处，与前面一条脉会合，再向下沿大腿外侧、膝关节外缘，走行于腓骨前面，直着向下至腓骨下端，浅出外踝的前面，沿着足背行至第四趾外侧端（窍阴穴）。

分支3：从足背（足临泣穴）分出，向前行出到足大趾外侧端，折回，穿过趾甲，分布在足大趾趾甲后，与足厥阴肝经交接。

胆经不通会出现哪些病症

胆经经络不通畅，会在经脉循行所过的部位出现疾患，即外经病；由于胆经与内脏胆、肝的联系最密切，所以也可能导致胆和肝疾患，即内脏病。当然经络不畅的程度不同，疾病的具体临床表现也不相同。

外经病的表现：偏头痛，颔痛，目痛，腋下肿，瘰疬，沿胸、胁、肋、髋、膝外侧、小腿外侧等经脉所过部位的疼痛，汗出振寒，疟疾。

内脏病的表现：胁下痛、口苦、嗳气、呕吐。

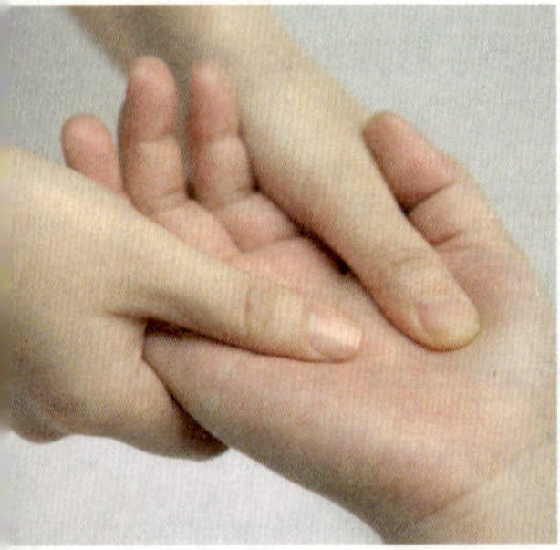

轻敲胆经疏通经络保健康

胆经分布在大腿到小腿外侧的这一段，是我们可以拍打的重要部位。

拍打方法：手握空拳，用掌面一侧或拳眼一侧接触皮肤，从臀部开始，沿着大腿和小腿外侧面，一直拍打到外踝骨。

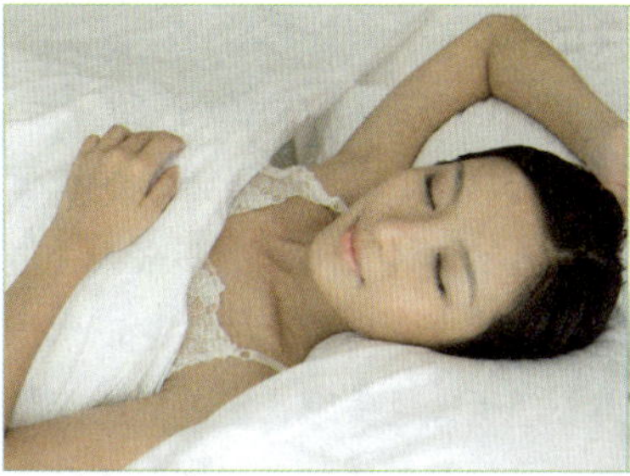
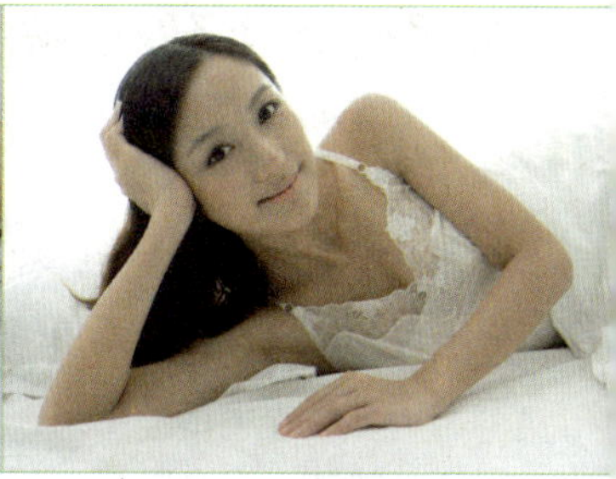

根据自己的感觉，拍打的力度要适中，不可过轻或过重，每侧胆经每次拍打约5分钟，以拍至局部微微发热、舒适为适宜程度，需要自己掌握尺度。

需注意：拍打前不要穿厚重的衣物，尤其是过紧的秋裤，容易阻滞局部气血运行，影响效果；也不要在寒冷的环境下拍打，因为“血得寒则凝，得热则行。”在寒冷环境下拍打，气血不易运行，影响效果，甚至还会出现不适。建议您换上宽松保暖的衣物，最好在25℃左右的环境中拍打，这样可以起到很好的流通气血、疏通经络的作用，从而保持身体健康，提高睡眠质量。

敲胆经治疗失眠还是导致失眠

网友对敲胆经看法有分歧

自从一些人士告诉读者要经常敲胆经治疗失眠以来，有很多热心网友进行了亲身试验，并把感受发到了网络上。其中有三种不同的意见：①敲胆经会导致失眠；②敲胆经没有什么作用；③敲胆经治疗失眠的作用明显。把“敲胆经”三个字输入百度，搜索的结果多数是敲胆经导致失眠或失眠加重的帖子。

失眠是敲胆经就能解决的吗

要想知道敲胆经能否治疗失眠，首先要了解失眠的原因。

因兴奋、喜悦、焦虑、悲伤、恐惧等激动情绪，使机体不能调整所导致的失眠，称为情绪不良性失眠；由于亲人去世等不良生活事件，长期工作紧张或非常在意自己的失眠而焦虑不安，进一步干扰睡眠，称为心理生理性失眠；因睡前吸烟、喝酒、喝茶、喝咖啡或者睡前长时间聊天等不良习惯而入睡困难，睡眠质量下降，称为习惯不良性失眠；由于环境变化等因素使长期养成的睡眠条件和习惯无法满足，而导致的失眠，称为环境影响性失眠。

以上这四种失眠类型，由于都有比较鲜明的特点，比较容易识别，读者可自行判断。

除此之外，其他失眠就属于失眠疾病的范畴了，普通人分析识别起来可能比较困难。

属于疾病的失眠类型，可概括为虚证和实证两大类：虚证多是因为阴血亏虚，血液不足，不能正常濡养心神，心神失养就会失眠，譬如心脾两虚型；实证多是因为有邪气内盛，在身体内扰乱心神，心神不安就会失眠，如胆郁痰扰型、食滞内停型。还有一些失眠是虚证和实证并存，既有心神失养，又有扰乱心神，如心肾不交型。

当然，属于疾病类型的失眠，从失眠的特点上也可以看出来不同，如病人失眠心烦不安，严重者整夜不能入睡，多属于在下的肾阴亏虚，在上的心火亢盛，属于心肾不交型；睡觉比较轻浅，睡着后容易醒，醒后不易睡着，多属于心脾两虚型；在睡眠中，经常惊醒，睡觉不踏实，多属于胆郁痰扰型，就是因胆气不畅，痰气或痰热扰乱心神引起；睡眠中翻动不安，同时又有腹胀、嗳气（打长长的嗝），多属于食滞内停型，就是说吃得太饱了、太多了，这个时候的饮食就会变成浊邪扰乱心神，导致失眠，即所谓“胃不和则卧不安”。

按揉胆穴巧治小病

阳陵泉穴——滑利关节，防治胆囊炎、胆石症

阳陵泉穴在小腿的外侧，具体位置在腓骨头（脚外侧脚踝部的高骨）前下方凹陷处。它是胆经合穴、胆的下合穴，也是胆经气血最旺盛之处，与胆的联系最密切。有胆囊炎、胆石症的患者往往在这个穴位或这个穴位下一寸位置的奇穴（胆囊穴）处有压痛（按压疼痛）或结节（皮肤下的小硬疙瘩）等异常反应。

研究表明，针刺阳陵泉可以使胆囊的收缩加强，胆管运动和排空能力增强，胆汁的流量明显增多。按揉穴位可以起到跟针刺相似的效果，所以我们可以每天按揉这个穴或加按胆囊穴，可疏利肝胆之气，起到防治胆囊炎、胆石症的作用。

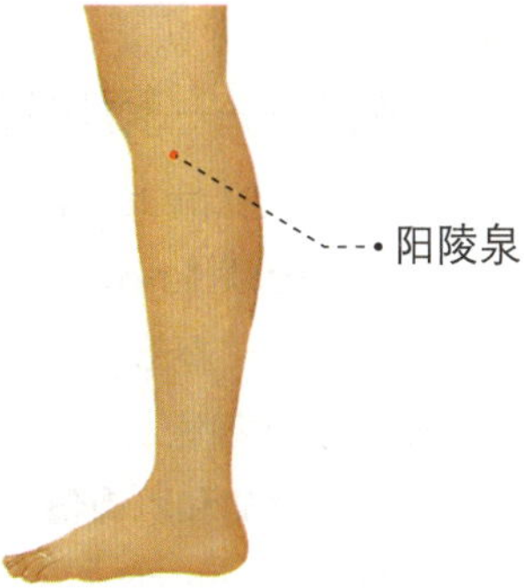

阳陵泉穴也叫作“筋之会穴”，因为筋主持四肢和各个身体关节的运动，所以身体的关节运动障碍，比如偏瘫、膝关节炎、肩周炎、腕踝关节扭伤等一定要按揉这个穴位，可以疏通经络，滑利关节，促进机体的恢复。

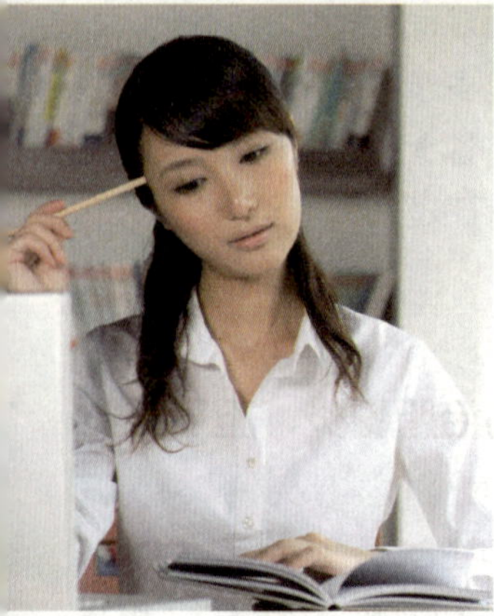

光明穴——使您眼睛明亮

光明穴在腓骨前缘，外踝尖上五寸的位置。将外踝尖与腘窝横纹间分成16份，外踝尖上第5份，腓骨的前缘即是穴位的准确位置。

中医理论认为，“肝主目”，眼睛与肝密切相关，而肝与胆相互是表里的脏腑关系，所以胆经上的穴也可以治疗眼病。这种取穴方法也称作“上病下取”。

孙思邈在《千金翼方》中说道：“凡诸孔穴，名不徒设，皆有深意。”意思是说，各种穴位的名字不是摆设，穴位的名字都有深刻的含义。这个穴的穴名正是来自于它的主治作用——可以使眼睛明亮，恢复光明，才叫作光明穴。所以大家可以经常按揉光明穴，使眼睛明亮，还可防治青少年近视、恢复中年人的眼疲劳、预防干眼病和老年人白内障等疾病。

肩井穴——预防和治疗颈椎病

肩井穴在肩上，位于大椎（低头，后项部最高的骨节突起，即第七颈椎椎体下缘）与肩峰末端连线的中点处，是治疗头后的项部、肩部、背部疾患的要穴，可治疗颈项强痛、肩背疼痛、手臂不能上举等症。按揉这个穴位能很好地缓解颈椎病、肩背疼痛和肌肉僵硬等，尤其适用于易患颈椎病的都市白领人群。

自己操作时，可以用左手按揉右肩井穴，或者用右手按揉左肩井穴，使用中指指腹（手指肚）前端着力按揉。

给别人按揉时，可用肘尖抵压在穴位上按揉，既省力，按揉的力度还可渗透到身体的深部，效果更好。

但需要提醒大家的是，肩井穴擅长理气活血，治疗难产，孕妇切不可按揉这个穴，避免引起流产。

风池穴——清头明目，防治头痛

风池穴在头后部，用大拇指与食指沿着后项部的两条大筋（两侧斜方肌）外侧缘的凹陷向上推，当推至凹陷的上端，与后脑勺（枕外粗隆）下缘相齐平的位置便是风池穴，是风邪容易侵袭的地方，因此冬天要戴围巾保护颈部。

风池穴是疏散头部风邪的要穴，可以治疗热病感冒、头痛、眩晕、目赤肿痛、鼻窦炎、耳鸣等，尤其擅长治疗各种类型的头痛，平时按揉可以清头明目，提高学习及工作效率。可以用两手大拇指的指腹（手指肚）同时按揉两侧风池穴。

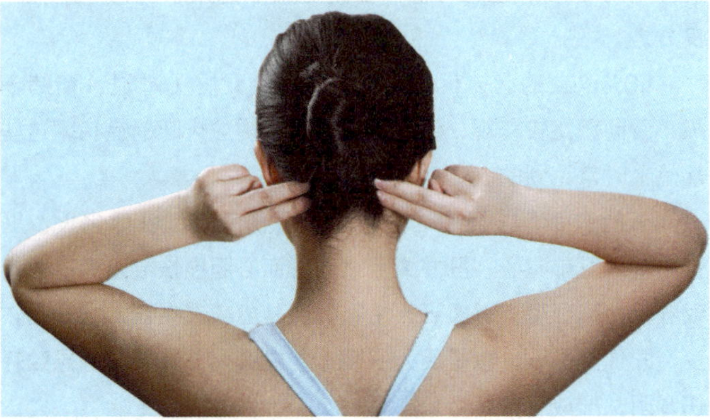

二 丑时 养好肝血是根本

丑时，即1：00~3：00。这个时间是进入深度睡眠、充分休息的黄金时段。在这个时间里肝经最旺盛。

深度睡眠让肝血推陈出新

丑时是慢波深度睡眠时段

人每天必须有深度睡眠，即慢波睡眠，慢波睡眠对人体健康非常重要，只有经过慢波睡眠的过程，人体的许多激素才能正常分泌，新陈代谢等生理活动才能正常进行。丑时就是慢波睡眠的时段。

肝脏是调节慢波睡眠的重要器官

肝脏是调节慢波睡眠的重要器官，这对睡眠正常的人来说，是再平常不过的事情，但是对失眠的人来说，可是救命良方。

50%以上的病人诉说自己有失眠、记忆力减退、情绪消极、看问题比较悲观，还有肝阳上亢、阴虚火旺的症状。这些都是平时常见到的。

有的患者，按照中医辨证属于肝郁瘀阻、肝郁化火、肝郁犯胃、肝郁犯心、肝亢肾亏或因肝而心胆虚怯或因病日久而致肝肾两亏证型，以实证为主；其次是虚实夹杂证，虚证比较少，即便是虚证，也是因为肝阳上亢或肝火上炎日久，导致耗伤肾阴，形成肝肾两亏。

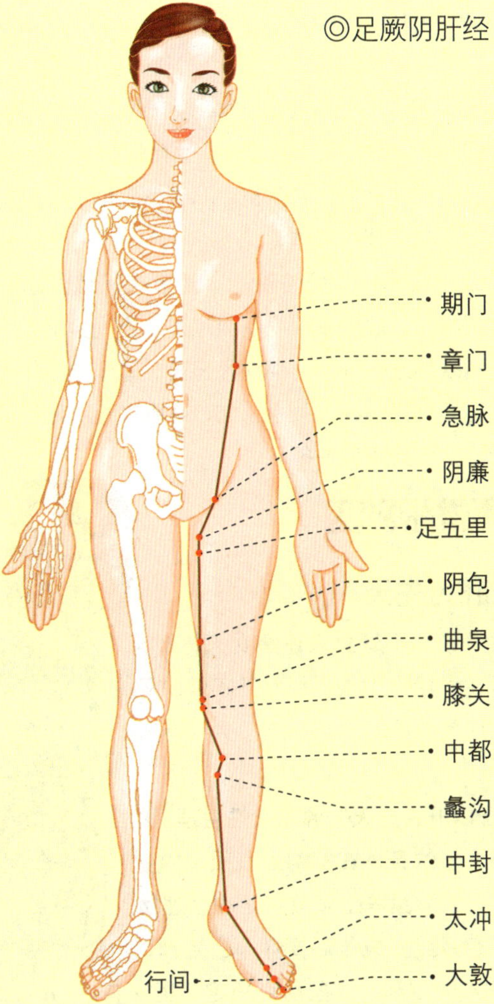
◎足厥阴肝经
期门
章门
急脉
阴廉
足五里
阴包
曲泉
膝关
中都
蠡沟
中封
太冲
行间
大敦

从肝论治失眠有显著效果

在治疗失眠的中药中，柴胡、生龙骨、生牡蛎疏肝解郁、潜阳平肝；天麻、钩藤平肝息风；赤芍、白芍、丹参养血和营、活血化瘀；远志、合欢皮解郁开窍、养心安神。现代药理学研究证明：柴胡、生龙骨、生牡蛎、天麻、钩藤、赤芍、白芍、丹参、远志、合欢皮、石菖蒲、酸枣仁都能够对中枢神经起到镇静、催眠的作用。

治疗结果显示：从肝论治后，患者夜间慢波睡眠明显增加，浅睡眠减少，总睡眠时间明显增加，夜间觉醒次数明显减少，慢波睡眠的连续性好，周期性显著。这个结果反过来说明睡眠确实与肝脏、肝经的关系密切，睡眠又让肝脏和肝经得到充分养护，从而成为良性循环。

肝是女子的先天

女性以肝为先天

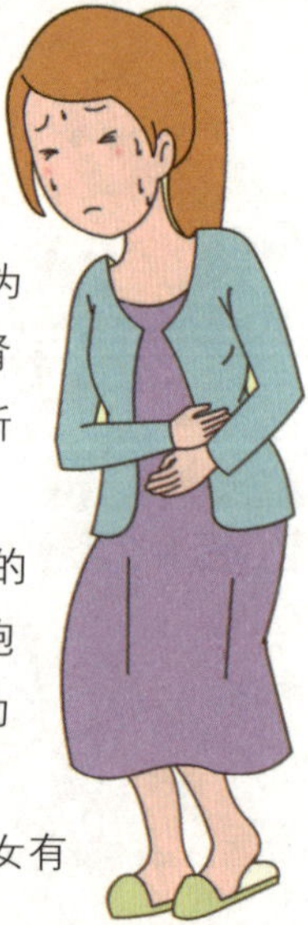

一般来说，不管男人还是女人，肾为先天之本，以肾为先天。但女子不但以肾为先天，还是以肝为先天，这与男人有所区别。

“女子以肝为先天”源于女性生理上的特殊性。女子的身体在解剖上有独特的胞宫（子宫）、卵巢等生殖器官；在生理功能上每月有月经，成年后要怀孕、生产，产后要哺乳1～2年，这些特点决定了男女有着不同的生理基础。

肝藏血是基础

“女子以肝为先天”是以肝藏血为生理基础的。

据中医理论，肝是藏血的容器，更重要的是，肝还有调节血液容量的作用。血是身体最宝贵的物质之一，血液量太少、浓度太稠、温度太凉、温度太热都不行。

对于女人来说，血是根本，因为女人的经、孕、产、乳均与血液密切相关。月经是血液充盛到一定程度，血海满了才能溢出，月经的量与色才能够得到保证；怀孕以后，胎儿从小到大的生长，靠的就是血液的不断供应，能量才能输送给宝宝；分娩的过程也是个大量损耗血液的过程，如果血液不足，产妇还可能出现血晕，甚至出现意外；分娩以后，乳汁也是由血液化生的，血液不足，乳汁就不足，宝宝就不能喝到妈妈甘甜的乳汁。所以血液对于女人来说太宝贵了。

综合以上生理功能来说，肝藏血丰富充足是女子生理特点所依赖的基础，所以常说女子为阴柔之体，温柔是本性。也正因如此，女人的耐受倾向要明显强于男人。

养肝血远离妇科病

“女子以肝为先天”，其实也反映了女人的病理特点，也警醒女人们：肝对妇科病的影响最为突出，这是由于女子特殊的病理特点容易导致肝的功能失常。

女子天性肝气易郁滞不舒畅

一般来说，女人常有慈悲、爱恋、喜欢、憎恨、嫉妒、忧愁、多虑等情志，容易执着不放，情不自禁，难以自我控制，从而导致肝气郁滞。

所以肝郁气滞是妇科病最常见的特点与病理机制，在妇科病中占很大的比重，临床常见的表现是：在上部可见梅核气，即咽喉中好像有个梅子的核卡着，吐不出去，也咽不下去；在中部可见两侧胁肋胀闷，善叹息，乳房胀痛；在下部可见小腹两侧拘急胀痛、痛经、闭经、不孕等。临床常用方剂如四逆散、柴胡疏肝散、小柴胡汤、逍遥散等，均是以疏理肝气为主的经典名方。

女子生理特点易致肝郁

作为生理规律，月经是以每月为藏泻周期，怀孕分娩是以 10 个月为藏泻周期。这个规律说明女子在经期及经期前后、孕产期、更年期都是气血积聚、波动起伏较大的不稳定时期，再加上内外各种因素影响，经常会干扰这种动态平衡，扰乱女子生理调节机能，导致体内气血阴阳异常，引起血虚、血滞、血瘀，进而由血及气，导致肝气郁滞，情绪也会随之多愁善感。从临床来看，即使没有情绪上的异常变化，在经期、经期前后或绝经前后，也可能会出现一系列的肝气郁结表现，特别是平素身体虚弱、阴血不足、精神不振的妇女更为多见。

妇科病还会影响到其他脏腑

由于女性得病容易肝气郁滞，使身体处于失于调控的状态，一旦持久加重，容易发生气郁化火、伤阴耗血、生痰夹瘀的病情变化，累及肾脏、脾脏、心脏、肺脏及冲脉、任脉、带脉，变生多种疾病。临床常见的肝肾虚损、肝郁脾虚、心肝血虚、心肝火炽、肝火犯肺、肝郁肺虚等病证，都不同程度上伴随有冲任失调、冲任亏损、冲任瘀阻而引起的妇科疾病。所以有人说肝为五脏六腑之贼，在女性的生理病理特点上尤其是这样。

所以，作为女人，必须养肝血，疏肝郁，只有这样才能远离妇科病的困扰，这也是女人应该修炼的一门功课。

熬夜会多病

熬夜会使免疫力下降

熬夜损害健康，是因为人体肾上腺皮质激素和生长激素都是在夜间睡眠时才分泌。肾上腺皮质激素能促进身体内的糖类代谢，保障肌肉发育的功能。生长激素能促进青少年的生长发育，也能延缓中老年人衰老。它们在黎明前分泌，并在睡眠中方才产生。

如果错过了最佳的睡眠时间，激素的分泌规律就会紊乱，身体的免疫力也会随着下降，感冒、胃肠感染、过敏等自律神经的失调症状也会不期而至。医学研究表明，经常熬夜的人，身体的自我调适会愈发困难，脾气变坏，得心脏病的概率也比较高。

熬夜伤肝不利于美容

晚上11时到凌晨3时，是人体经脉运行到肝胆的时段，也是身体美容时间。如果肝没有获得充分的休息，就会在皮肤上有表现，容易出现面部皮肤粗糙、面色偏黄、黑斑、青春痘等问题。所以一般最迟也要在凌晨1时的养肝时间之前入睡。

三 寅时

肺最易受寒

寅时，即3：00~5：00。此时肺经最旺盛。这个时段天气还比较凉，因为寒气最易袭肺，所以要注意保暖，防止受凉损伤肺经和肺脏。

清晨易醒多是肺气不足

睡眠和觉醒与卫气密切相关

中医学认为，人是处于睡眠还是处于觉醒状态，与卫气的循行有密切关系；当卫气运行在身体内的阴分区域时，人就进入睡眠状态；当卫气运行在身体表面的阳分区域时，人就进入觉醒状态；当卫气在阳分区域和阴分区域的循行出现异常，就会出现睡眠和觉醒的异常，导致失眠或嗜睡。

失眠与肺的功能有关系

肺主气，主要功能是宣发和布散卫气。卫气来源于脾胃所化生制造的水谷精微，但卫气的正常生成和运行，都依赖于肺主气功能的正常进行。卫气之所以能散发运行到全身，发挥它护卫肌表，温煦和养护脏腑、肌肉、皮毛的作用，就是依靠肺气的宣发来实现的。

清晨易醒多是肺气不足

清晨易醒多见于老年人，与肺气不足、气血精气亏虚有关。这个过程中，肺气亏虚在导致卫气不足和循行失度中扮演了重要的角色。

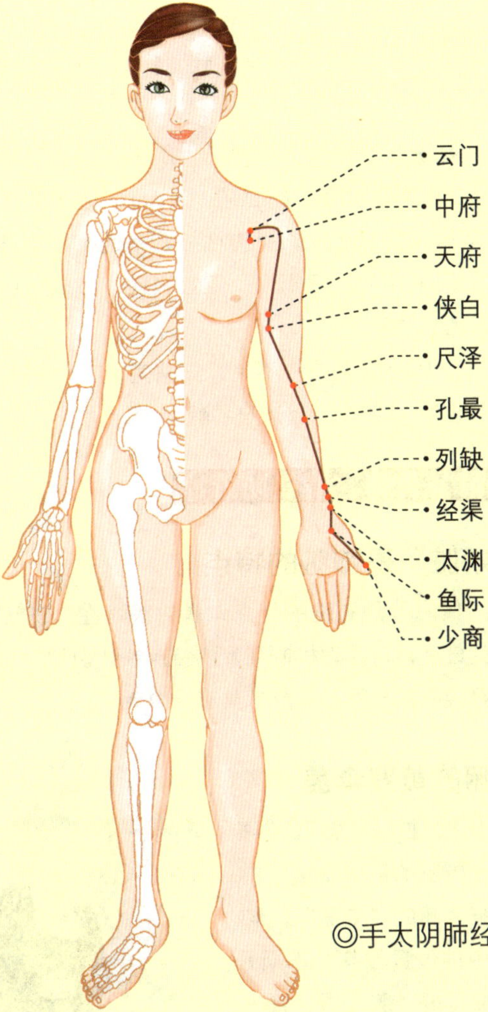

◎手太阴肺经

《灵枢·营卫生会篇》："壮者之气血盛，其肌肉滑，气道通，营卫之行，不失其常，故昼精而夜瞑；老者之气血衰，其肌肉枯，气道涩，五脏之气相搏，其营气衰少而卫气内伐，故昼不精，夜不瞑。"

这段话是说壮年的人，气血旺，肌肉丰满滑利，气通行的道路通畅，卫气和营阴运行正常，所以，白天精神，晚上睡眠好；而老年人气血衰少，肌肉枯缩，气通行的道路涩滞，脏腑的气交结不通畅，营阴少，卫气内伐，故老人白天不精神，而夜晚难以入睡。

这从一个侧面说明肺气不足，无法宣发卫气，无法使其正常循行于体表，所以引起清晨易醒。

寒气最易袭肺，清晨防着凉

"肺为娇脏"是肺脏的特点

"肺为娇脏"是肺脏的特点，是中医学在认识了肺脏生理功能的基础上，对病理机制和发病特点的认识和归纳，这对肺脏和肺经疾病的预防和治疗都具有重要意义。

肺是脏腑的黄罗伞盖

在身体生理上，肺脏"清虚"，处于内脏的最"高位"，是人体五脏六腑的"华盖"。肺脏在内脏中的位置最高，下面是心，再下面是肝、脾、胃，肾的位置则更低。

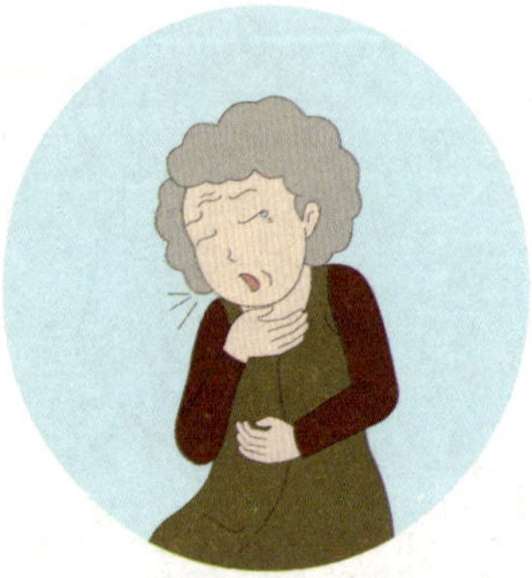

肺是环境污染的第一个受害者

肺向上连通气道，开口在鼻子，就是所谓的“开窍于鼻”。

肺的主要功能是进行气体交换，吸入空气，把外界空气中的氧，经弥散的方式溶入血液中，同时将氧气利用后，形成的废气二氧化碳呼出体外。

正是由于肺是与外界直接沟通的脏器，外通大气，就会直接感受大气中有害物质的袭扰。所以大气中的各种有害物质，包括物理的、化学的和生物性致病因子均可直接进入肺部。譬如矽肺、石棉肺等许多职业性肺部疾病，就是由于吸入工业粉尘所致。大气污染、吸烟也已经被公认为慢性支气管炎、肺气肿、肺心病和肺癌的主要病因。因此，“病从鼻入”对于肺部疾病来说，不得不引起重视，肺是环境污染的第一个受害器官。

肺是呼吸道传染病的第一个受害者

空气中不只有污染物，更多的是含有致病的细菌、病毒等病原微生物，这些物质是对肺健康的又一个大的威胁。

正常人呼吸的空气量很大，每昼夜出入肺部的气体量大约为10立方米。所以，那些致病的细菌、病毒等病原微生物侵袭肺部的机会极大，就是说呼吸道感染的机会较多，正如清代名医叶天士所讲的“温邪上受，首先犯肺”，极易导致肺的生理功能失调，抗病能力下降而发病。

肺是身体的篱笆，最易受凉

由于以上因素，肺的主要功能之一是主卫外，保护身体的机表，功能作用在人体的皮毛，就像是身体的“藩篱”。

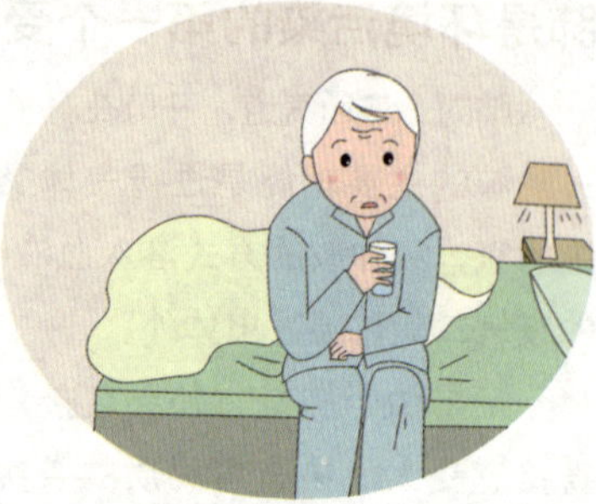

也正因为这样，皮毛直接暴露在外，与外感六淫之邪的最先接触，尤其是寒邪。你可能会有体会，夏天特别热，浑身出汗，突然进入凉爽的地下室、高楼大厦，或者很热的时候，突然淋雨、进入很凉的空调室内，突然受凉，会感觉身体一哆嗦，或者打喷嚏。随后不久，就会出现头痛、身上疼、打喷嚏、流鼻涕、发烧等症状，这就是肺经受凉了。

冬春秋季节，天气突然变凉，来不及加衣服，出现上述同样的临床表现，这也是肺经受凉了。

肺经顺畅，人体气血分布好

十二经脉气血运行始于手太阴肺经

中医学认为，十二经脉是气血运行的主要通道。十二经脉气血运行开始于手太阴肺经，然后逐条经脉，依次相传到足厥阴肝经，再重新流传到手太阴肺经，首尾相连，如环无端，构成十二经循环。那么，为什么是从肺经开始？为什么不是从胆经开始？

气的种类和来源

身体的气血是有来源的。气来源于元气、谷气和清气的结合，形成身体的气。

元气是由先天的精所化生和制造的，部分来源于父母，也叫作先天之气。谷气是由吃进去的饮食化生所得，《黄帝内经》称为水谷之精所化生，也称为水谷之气。清气是指从肺吸进的自然界的新鲜空气。谷气和清气又合称为后天之气，也叫作宗气。这段话涉及了元气（先天之气）、谷气（水谷之气）、清气（新鲜空气）、后天之气（宗气）。

肺参与气血生成的全过程

肺的作用在五脏六腑中非常重要，参与了气血生成的全过程。

首先，脾胃为气的初始来源。脾主运化，胃主受纳，共同完成对饮食物的消化吸收。其中，脾气起着升转作用，把脾胃消化吸收来的水谷精华，向上输送到心肺，化成血液与津液。这些水谷的精华、血液与津液，由肺发布疏散到全身的脏腑、经脉，供人体所用。

所以说，脾胃为生气之源，肺为生气之主。生气，是生产气、制造气的意思，不是着急生气。意思是说，脾胃是制造气的来源，肺是制造气的主管，掌握着制造气的流程。

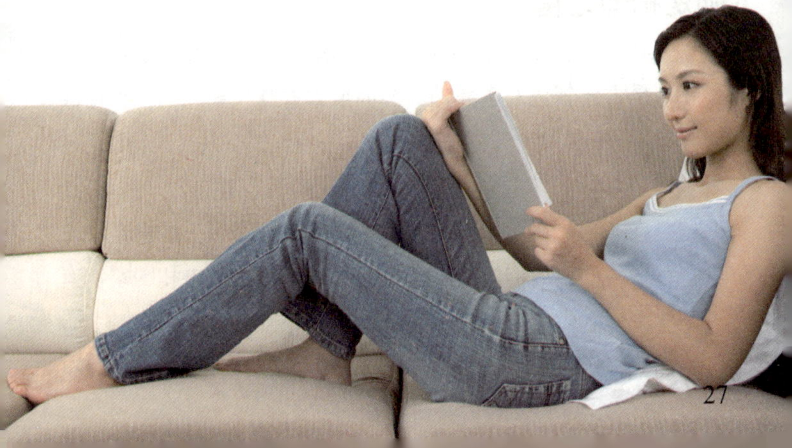

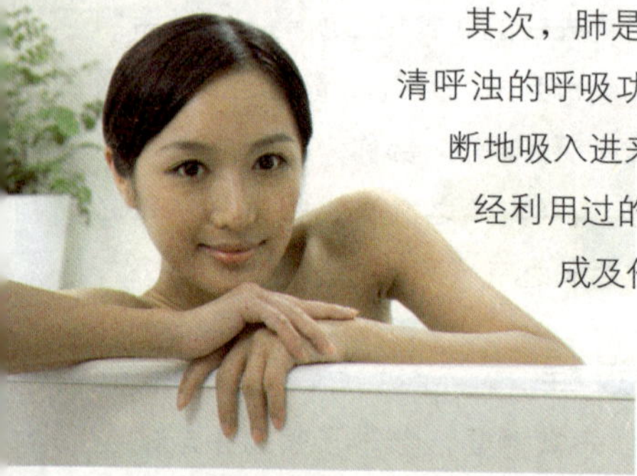

其次，肺是气生成的保证。肺通过吸清呼浊的呼吸功能，把外界的清气源源不断地吸入进来，同时不断地呼出身体已经利用过的浊气，保证了体内气的生成及代谢。

再次，肺是宗气生成的保证。肺把吸进来的清气与脾输送到肺的水谷精华结合起来，生成宗气。如果肺的功能失常，清气吸入减少，宗气的生成不足，就会导致元气衰少。

最后，肺在化生制造血液中起重要作用。在肺中，由脾胃消化吸收的水谷精华物质和肺吸入的清气相结合，流到心脉，在心气的作用下变化而成红色血液。所以说，肺在化生制造血液中起重要作用。

肺是全身新陈代谢的总管

肺是相傅之官

“相傅”即宰相，又称丞相、相国，是中国早期宰相的称呼，是古代辅佐君主处理政务的最高官职。相和傅都是辅助的意思。

相傅是文官之首，地位显赫，位高而权重，处于一人之下，万人之上，仅次于君主，皇帝之下就是丞相。是皇帝与百官和万民之间沟通的桥梁。丞相的政绩，对于君主和国家都有很大影响。

丞相掌握着一个国家的行政大权，总领百官，日理万机，协助君主管理一切国家事务，就像现在的国家总理职位。黄帝把肺称为“相傅之官”，把肺比作丞相或总理。

肺靠什么成为相傅之官

从位置上来说，心是君主之官，肺是相傅之官。心和肺都在身体横膈膜之上，同属于上焦，位置是最密切的。所以，肺就像是随侍在心君之侧的丞相，所以称为相傅之官。

从功能上来说，肺通过肺气对血脉、精神、汗液的影响与效应，实现对君臣的辅佐。这主要是通过肺主治节的功能来体现的。

肺主治节，是对肺脏生理功能的高度表述和概括。治节一词，就字面的意思来说，是“治理”和“调节”。意思就是通过肺脏的治理调节作用促进、协调脏腑的功能，维持五脏六腑的正常生理秩序，实现身体的健康。

肺之所以能表现出“治节”的功能作用，是由于它具有“主气”“朝百脉”“以行营卫阴阳”等生理功能的缘故。

肺通过主气，实现治理调节

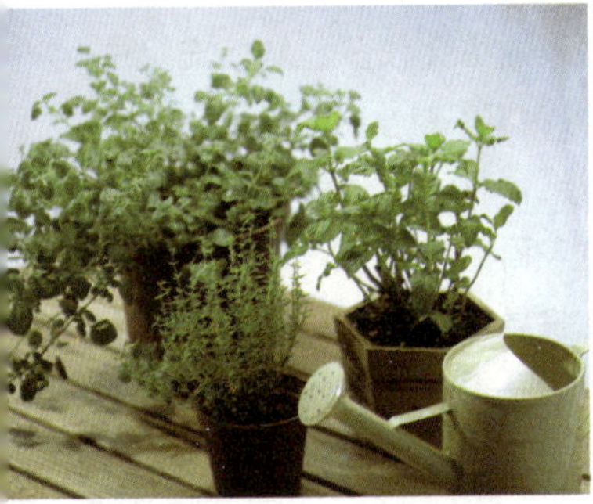

主气是肺脏一个重要的生理功能，《黄帝内经·五脏生成论》说“诸气者，皆属于肺”，《黄帝内经·六节脏象论》又说“肺者，气之本”。意思是说，身体的各种气，是由肺所总管，肺是气的根本，是气的来源。

肺主呼吸之气， 吐故纳新，把身体的废气二氧化碳呼出去，再把新鲜的氧气吸进来，这是身体气的根本。如果没有这样的气体交换，全身很快就充满废气，使身体酸中毒，机体的正常代谢功能就崩溃了。

所以，古人说，肺主一身之气，即人体上下表里之气的生成与运行均由肺来主持和调节。反过来，肺正是通过主持一身之气，才实现治理调节全身的功能。

肺通过参与血液的生成和调节血液运行，实现治节

肺还参与血液的生成和调节血液的运行。

水谷精华由脾升级输送到肺，在肺里与清气相合，经心气和肺气的化合，而生成有营养的血液。这是生血的主要途径。

同时，通过呼吸的调节、肺气调节以及宗气对心的调节，肺实现了对血液运行的调节，完成治节的功能。

肺是人长寿的开关

为什么肺气充足则病少

肺部与外界相通，受外邪感染的机会较多，肺气充足的健康人有完善的呼吸防御结构，得病概率就小。

例如：鼻毛有过滤、湿化作用，将一部分病毒、细菌、尘土等异物粒子挡住了；呼吸道表面的黏液和纤毛有清除异物的作用，打喷嚏的时候，也会将异物排出去；呼吸道的组织细胞有吞噬作用，可以吞噬消灭一部分侵入的细菌和病毒等微生物。

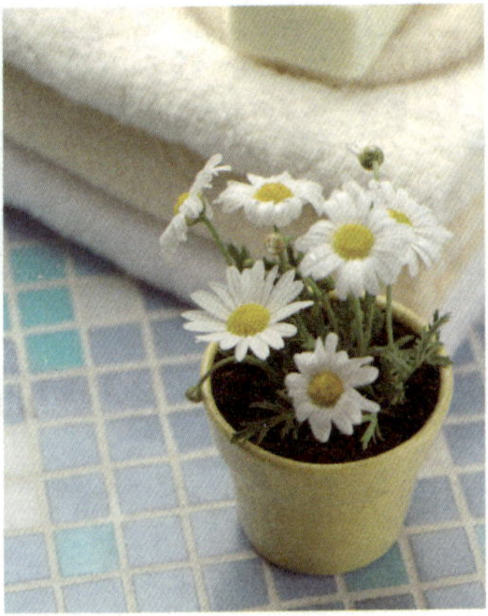

咳嗽也是呼吸道的主要防御机能之一，它能帮助呼吸道清除外界侵入的异物，还将存在于呼吸道内的分泌物排出体外，保持呼吸道不受外来致病因子的侵袭，并且保护呼吸道的通畅，以维持人体正常的呼吸功能。

现代免疫学研究发现肺脏是产生抗体最多的脏器，占30%~60%，其次是骨髓、肝、脾、淋巴系统；同时还发现在呼吸道分泌物中的IgA，有抗病毒作用，说明肺脏的免疫功能很好。

肺气不足的老年人和久病体弱的人就不同了。呼吸道防御功能退化，免疫功能、内分泌功能减退，呼吸道就很容易受到细菌或病毒的感染，最初是以慢性阻塞性肺部疾病最多见，得病的时间长了，就会慢慢影响到其他的脏腑，使其他脏腑也受累，出现功能减退，进而影响到全身，影响到健康。

玉屏风散是补足肺气的经典名方

玉屏风散是补益肺气、固表抗邪的经典名方。它不仅对身体的免疫功能有巨大的提高作用，还可以调节和提高全身多个脏器的功能，譬如对肾炎的病理有修复作用，对过敏原有中和作用，对流感病毒有抑制作用，还有抗疲劳、耐低温、耐缺氧作用等。

四 卯时 养成排便好习惯

卯时，即5：00~7：00。此时大肠经当令，和大肠腑密切关联。这个时段，人们已经开始打理身体，四处活动。

排便是对大肠经最好的照顾

卯时大肠经当令

早晨5点到7点，地户要开，也就是肛门要开。排便是人体很正常的一种现象，是人体气机的一种自然走势。这个时候我们应该正常排便，把积蓄了整个晚上的垃圾毒素排出来。

肺气足才能正常排便

中医说肺与大肠相表里，肺气足了才能正常排便。肺属阴主内，大肠属阳主外，所以，中医在诊病的时候，经常会问病人二便（大小便）怎么样。如果心肺功能好，大便功能就好，排出就会畅快。心肺功能不好的人群，吃泻药治便秘的方法是错误的，它消耗了人体的元气，不但不能够治好，反而会加重病情，只有补肺才是正道。

大肠吸收水分生津液

大肠经有吸收水分、化生津液的重要功能。便秘就是人体水分太少，大肠吸收大便的水分过度，把里面的水分都吸去了。如果大肠不吸收了，就会形成腹泻。大肠吸收水分和其他脏器密切相关，如脾阳的运化能力和肾火的温煦能力等。

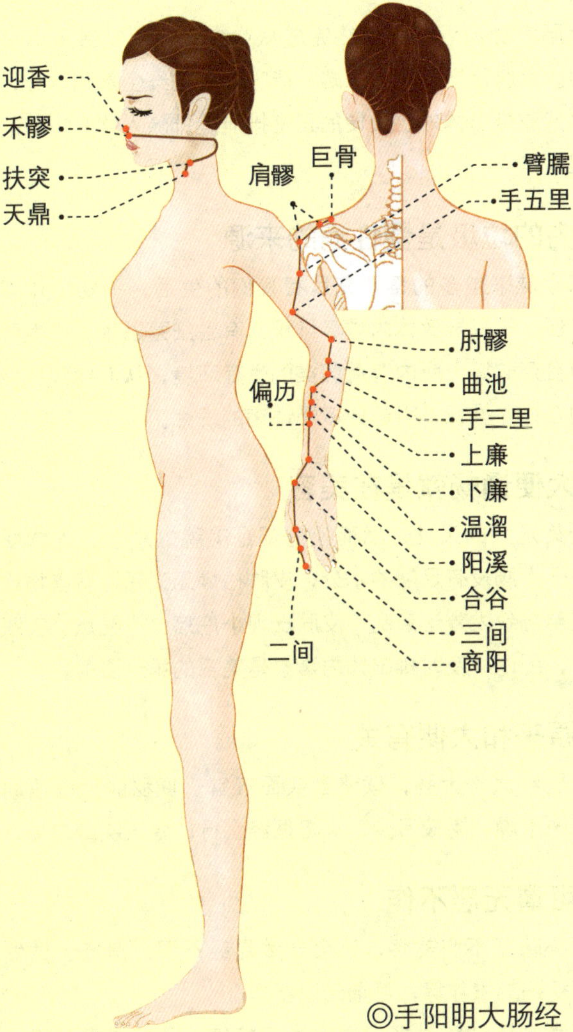

◎手阳明大肠经

大肠主传导

大肠负责传导，并最终完成从饮食物化生制造人体气血的过程。大肠接近消化道末端，能吸收一些维生素和水分，并把食物残渣排出体外。大便的正常排泄是排除人体内垃圾的生理过程。

大肠内的垃圾是慢性病的来源

如今越来越多的毒素充斥着我们的生活。不规律和不及时的排便，不仅导致体内垃圾堆积、有害细菌滋生、产生菌毒素，而且还破坏大肠内有益菌类的生存环境，从而导致各种代谢废物在体内堆积，引起许多慢性病的发生。

保持大便通畅就是在美容

爱美是人的天性，然而痤疮却是美貌的杀手。人体便秘时，由于大肠没有足够的水分，皮肤枯燥无光泽，有害物质堆积，甚至导致内分泌紊乱，皮肤出现小疙瘩、小红点、皮肤色素沉着，所以，及时排出体内毒素是美容的第一要务。

口臭原来和大便有关

大肠经属于大肠，联络到头面五官。便秘时大肠蠕动变慢，肠内干燥，阴液亏少，火毒循经上行，令人头晕口臭。

便秘可谓无恶不作

便秘除了不利美容，还会导致月经不调、痔疮、诱发心脑血管疾病的发作等，可谓无恶不作。

饮食辛辣油腻过多、主食过于精细、蔬菜水果和纤维素摄入不够，情绪抑郁、运动过少导致气血瘀滞，体弱劳倦，气血亏虚，无力排泄大便等都能导致便秘。

排毒通便的八种方法

清肠通便法：多食用富含纤维素的蔬菜，如各种萝卜、青菜及水果；多做腹部运动，定时排毒；也可配合吃一些块茎类菜，如红薯、土豆、山药等，促进胃肠蠕动，帮助排出宿便；除米面杂粮外，可适量加入豆类、花生等热量较高的食物；保证充足的优质蛋白质摄入，如奶类、蛋类、鱼肉、禽肉、猪牛羊瘦肉等。

利尿排毒法：就是清晨起床喝一杯；下午酉时（17：00～19：00）肾经“值班”时喝一杯水，清洗膀胱这个“人体马桶”，也可配合吃一些青菜，如芹菜、苦瓜、白菜等帮助清利宿尿；晚上睡前再饮一杯水。一天至少三杯空腹水帮助利尿，排出尿毒，也可以濡润大便，有利于第二天大便的排出。

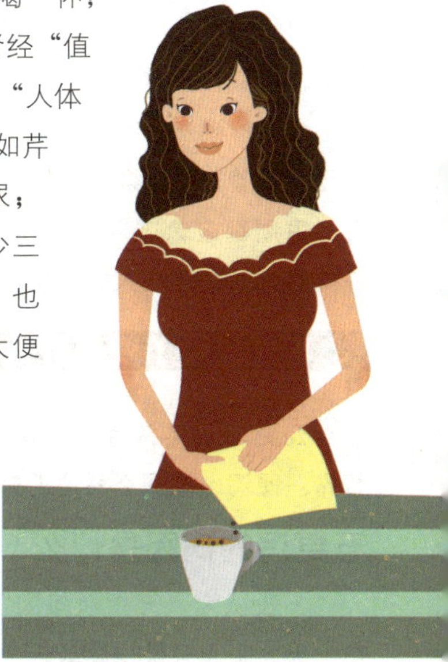

活血化瘀排毒法：可少量饮酒，增强血行，排出血管瘀积的垃圾。番茄、山楂、红桃、红瓤西瓜、红心萝卜、草莓等红色食品也可排除瘀积。

没有凝血障碍的成年人，可每天服用生三七粉0.3～0.6克，有活血化瘀、保护血脉的作用。但有出血倾向的人，如胃溃疡出血、经常流鼻血的人不宜服用。

出汗排毒法：喝姜汤或热粥，使身体出汗，达到通窍排毒的目的。连续小杯喝热茶，直到出微汗即可。

饮食解毒法：吃绿豆、豆浆、蜂蜜、生姜、绿茶、青菜、水果等解身体之毒，每天至少要选吃其中1～2种，以帮助身体排毒。

化痰排毒法：夏天吃点陈皮、生姜，冬天多吃白萝卜，能帮助化痰排浊。

呼吸排毒法：每天早晚到户外进行大口吸气、大口呼气，把肺里的浊气吐出来，把大自然的新鲜空气吸入肺中，这叫洗肺法，目的在于排出气毒。

运动排毒法：运动让人体的气血流通，用自己的血液冲刷自己的血管，排出血毒。

每周都应轮流用泻、利、化、汗、食、化痰、呼吸运动等排毒方法，清扫人体的垃圾。

五更拉肚子要提升大肠经气

五更泻，又名肾泄、鸡鸣泄、晨泄等，是指每天五更时腹痛、便泻，排便之后便无事，然后上床睡觉。

五更泻的病因是什么

一般认为，五更泄多因肾虚所致，其病机是肾阳虚，即在一天之中阳气最微弱或未盛的五更时刻，脾气运化得不到肾阳的温煦，大肠经气不足，就出现泄泻。

现代医学研究表明，阳气不足的人，基础代谢率低，身体多个功能处于低下状态。人体经过一夜水谷的消化，进入大肠时正好处于寅卯时刻，由于自身不能够吸收进入大肠的食物残渣的营养和水分，形成泄泻。

五更泻的预防和治疗

用艾条灸神阙穴、天枢穴，关元穴隔姜灸或隔盐灸。因肚脐内联系十二经脉，用灸法通过脐部经络循行，能达到疏通经络、通达脏腑、扶正祛邪、调补阳气的作用。生姜具有温热性，盐咸而入肾，可以协同达到温肾阳、健脾胃、止泻的作用，提高机体自身的功能，达到治愈疾病的目的。

服用四神丸温补肾阳可以治疗五更泻。

同时，还要注意穿衣、盖被和保暖，减少腹部受凉的机会。

用大肠经预防疾病

大肠经的主治和重要穴位

大肠经的循行所过脏腑和器官有大肠、肺、口、面颊、下齿、鼻等部位，头痛、牙痛、咽喉肿痛、鼻病、咳喘、泄泻、便秘、痢疾、腹痛、高热、上肢屈侧外缘疼痛等与大肠经有关。下巨虚是影响大肠的关键穴位，合谷、穴、偏历、迎香是常用的穴位。

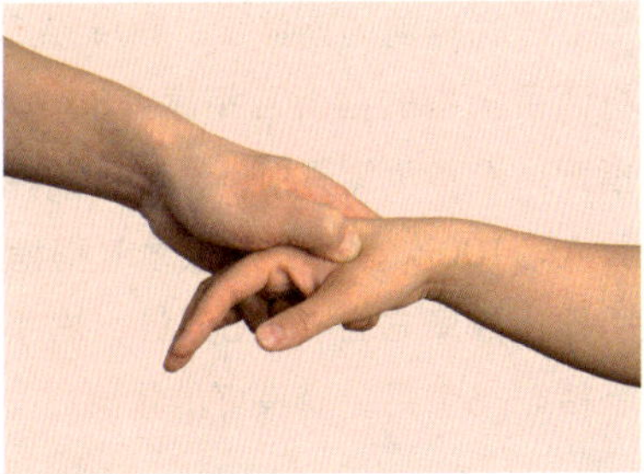

按揉合谷穴的方法

合谷穴：用另一只手的拇指第一个关节横纹正对虎口的边缘，屈曲按下来，拇指指尖所指的位置就是穴位所在。

按揉方法：拇指屈曲垂直按在合谷穴上，做一紧一松的按压，频率约为每 2 秒 1 次，即每分钟 30 次左右。按压的力量需要较大，穴位下面要求出现酸、麻、胀、重、痛等感觉，甚至有蹿到食指端和肘部以上的感觉，即“得气”现象。

注意：对体质较差的病人，应斟酌减轻按揉力量，不宜给予较强刺激。孕妇不要按摩合谷穴，会对胎儿产生不良影响。

按揉合谷穴的功效

治疗便秘：自己或家属，在病人要解大便的时候，按摩合谷穴，边按揉，边让病人用力排便。如果是习惯性便秘患者，还可以在每天晚上睡觉前，按照顺时针的方向，摩腹 50 次。

治疗牙痛：按揉合谷穴，直到疼痛停止。

预防牙齿疾病：经常注意按摩合谷穴，能保护牙齿健康，减少口腔疾病的发生。

按摩合谷穴、迎香穴治鼻炎

每晚睡前向南静坐，排除杂念，自然呼吸5～10分钟后，将两手拇指的指背互相摩擦30～40次；再分别用两手的拇指指背，沿着两侧鼻根、鼻背、顺鼻唇沟方向滑行按摩，直达迎香穴，100次。迎香穴按摩时稍稍用力，直至有酸麻感觉。左手拇指按摩右合谷穴5分钟，右手拇指按摩左合谷穴5分钟，坚持4～6个月，有良好的效果。

卯时生活养生经

卯时练功要注意

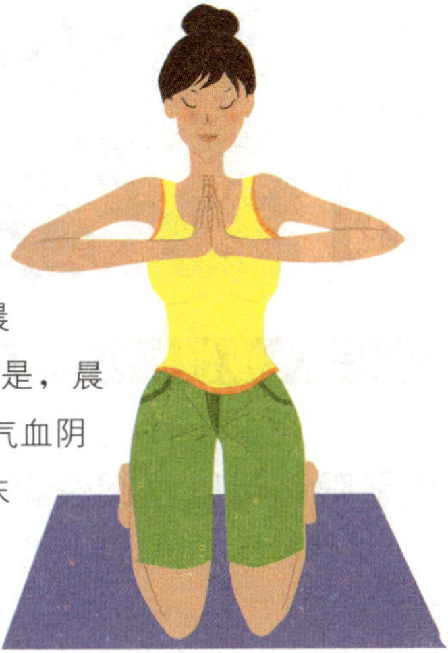

与自然规律相适应的练功时间——寅卯两时，经络气血正运行于肺和大肠经。清晨空气清新，利于肺脏呼吸。但是，晨起后必须有个准备时间，等待气血阴阳运行平衡后才可运动。若起床后，未做准备活动，便马上投入比较剧烈的运动，就容易发生心、脑血管疾病。

五更色不可取

五更色是指黎明起床前过性生活，因为马上要起床，进入白天的紧张工作与生活，过性生活后得不到休息，使机体的平衡失调，会降低身体的抵抗力，严重影响身体健康。

早起不赖床

清晨卧室内空气比较混浊，含有大量细菌、二氧化碳气体以及灰尘等，容易损害呼吸系统，诱发感冒、咽喉炎，还可以引起咳嗽、头昏脑涨等，时间长了，还损害记忆力和听力。而且经过一个晚上，腹中空空，如果赖床不起，势必打乱肠胃活动规律，时间一长，容易诱发胃炎、胃溃疡及消化不良等疾病。

五 辰时 吃东西不易长胖

辰时，即7:00~9:00。此时胃经当令。这个时间是人一天的开始，阳气开始旺盛，吃早餐容易消化。

吃饭九成饱可以延年益寿

热量限制可以延缓衰老

早在1700年前，西晋的张华对饮食限制与衰老之间的关系就有了一定的认识，他在《博物志》一书中说："所食愈少，心愈开，年愈益；所食愈多，心愈塞，年愈损。"这段话的意思是，吃得越少，智力越好，活的年岁越长；吃得越多，智力越糟糕，活的年岁越短。

九成饱最好

九成饱，对人类来说，可能是一个比较容易做到的程度。

有人发现，隔一天做一次限制，一样能达到延长寿命的效果。这说明不连续的热量限制，也可以起到延长寿命的作用，更容易被人所接受。

多大岁数开始限制饮食效果好

从40岁左右开始最好，有的人到老年才开始，那样就晚多了。但是在生命后期进行限制，也能收到相应的效果。也就是说，从每个年龄阶段开始，都可以延长寿命，只是效果有区别而已。

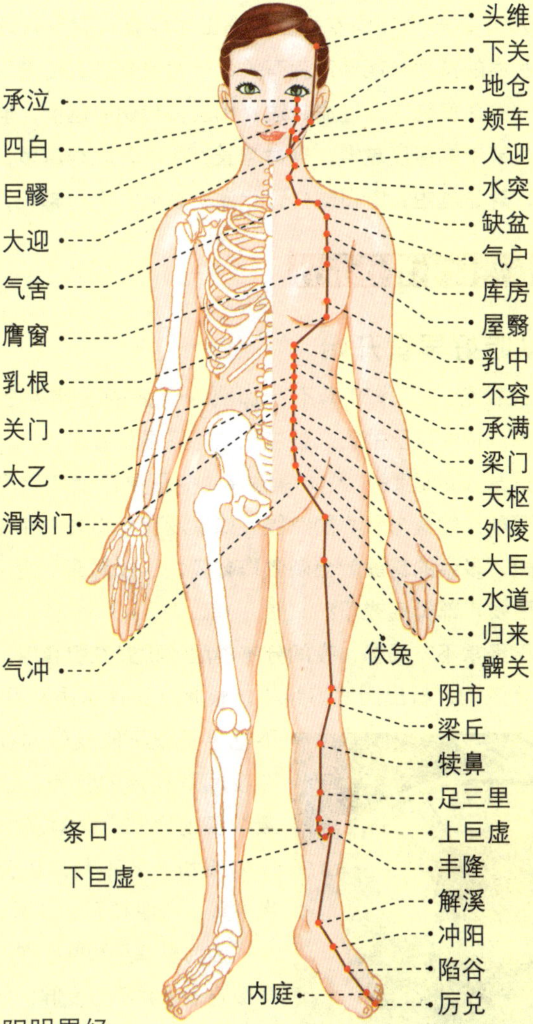
头维
下关
地仓
颊车
人迎
水突
缺盆
气户
库房
屋翳
乳中
不容
承满
梁门
天枢
外陵
大巨
水道
归来
髀关
承泣
四白
巨髎
大迎
气舍
膺窗
乳根
关门
太乙
滑肉门
气冲
伏兔
阴市
梁丘
犊鼻
足三里
条口
上巨虚
下巨虚
丰隆
解溪
冲阳
陷谷
内庭
厉兑

◎足阳明胃经

为什么热量限制可以延缓衰老

1977年，一个外国专家首次提出了能量代谢下降理论。他认为生命的持续与能量消耗有关，代谢率越高，能量消耗越高，衰老的速度越快，寿命越短；相反，代谢率越低，能量消耗越少，衰老的速度越慢，寿命越长。所以，吃得越多，代谢率越高，寿命越短；吃得越少，代谢率越低，寿命越长。

早餐热食不胖还养胃

养胃从吃好早餐开始

现代社会，工作节奏不断加快，胃病的发病率居高不下。要想保护好自己的胃，就应该从吃好早餐做起。

经过一夜的睡眠，人体内储存的能量早已消耗殆尽，这是最需要补充能量与营养的时候。如果没有食物去中和夜间分泌的胃酸，多余的胃酸就会刺激胃黏膜，导致胃部不适，久而久之会引发胃部炎症或溃疡。

如果经常不吃早餐，夜间分泌的胆汁积聚在胆囊中，就会造成胆汁浓缩，析出胆固醇结晶，长此以往容易诱发胆结石。

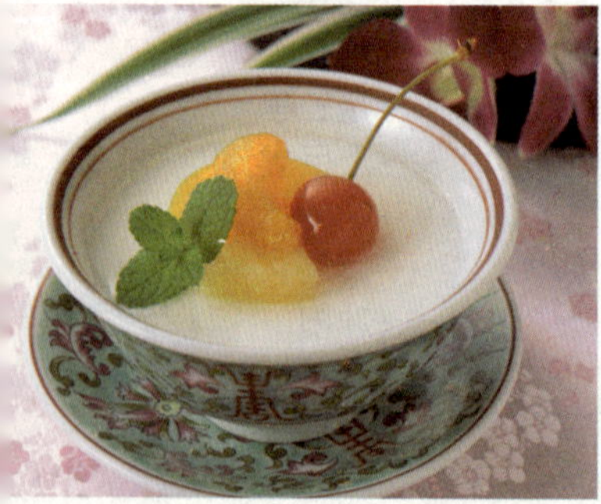

不吃早餐就不能及时弥补身体在夜间消耗掉的营养，造成血液浓度的增加，这对及时排出体内废物十分不利，还会增加患中风、心肌梗死的危险。

因为有脾经和胃经在运化，早饭吃多了并不会发胖，所以早饭一定要吃多、吃好。

早餐要吃热食才养胃

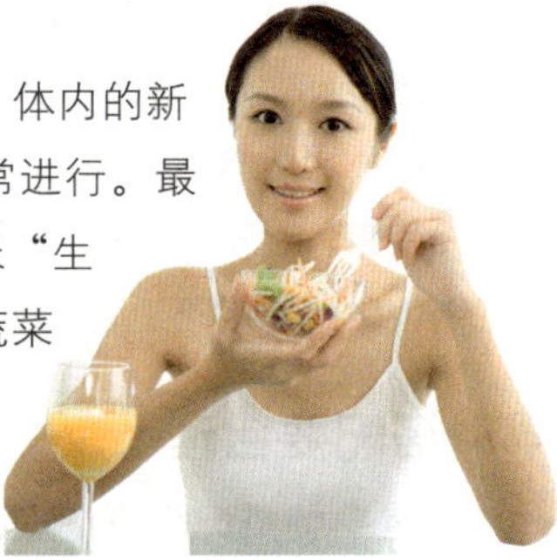

人体正常体温是37℃左右，体内的新陈代谢都是在这个温度才能正常进行。最近有人提倡“体内环保”，主张“生机饮食”，于是有人一早就喝蔬菜或水果汁，自认为这是直接摄取蔬菜水果中的营养，在清理体内废物。

殊不知，这种做法忽略了一个关键问题，那就是人的体内永远喜欢温暖的环境。身体温暖，血液微循环才会正常运行，氧气、营养及废物等的运送才会顺畅。老中医是不主张早餐先喝凉蔬果汁、冰咖啡、冰红茶、绿豆沙、冰牛奶之类的饮品的。

吃早餐应该吃热食，才能保护机体的胃气。其实，中医学中的胃气，并不单纯指“胃”这个器官而已，而是广义的，其中包含了脾胃的消化吸收能力，身体的免疫力，肌肉、骨骼的功能等。因为早晨的时候，夜间的阴气还没有清除，大地的温度尚未回升，体内的肌肉、神经及血管等都还处于收缩的状态，如果此时继续吃喝冰凉的食物，必定使体内的相关系统更加挛缩，血流更加不畅。也可能刚开始吃喝冰冷的食物时，不觉得胃肠有任何不适。但随着时间或年龄的逐渐增长，就会发现怎么也吸收不到食物精华，自己好像老是吃不结实，或是大便老是稀稀的不能成形，更或是皮肤越来越差，或是喉咙老是隐隐有痰，感觉不清爽，时常感冒，总之小毛病不断。这就是伤了胃气，伤了身体的抵抗力。

因此，早上第一顿餐，应该享用热稀饭、热豆浆、热燕麦片、热羊乳、热豆花、芝麻糊、山药粥等，即使热面汤都是好的，然后再配着吃蔬菜、面包、三明治、水果、点心等。牛奶容易生痰，也有人过敏，因此气管、肠胃、皮肤差的人及潮湿气候地区的人较不适合饮用牛奶。

早餐搭配要合理

所谓早餐搭配合理，是指通过早餐能够摄取到足够的水分和营养。牛奶、豆浆都是生活中经常吃的食物，营养丰富，含有丰富的蛋白质，可以任选一种作为饮品。早点除了“稀的”以外，还应搭配一定量的“干点”。谷类食品吸收后能很快分解成葡萄糖，可纠正一夜睡眠后出现的低血糖现象，提高大脑和机体的活力。

但谷类食品消化比较快，2～3小时后就会感到饥饿。因此，还要适量配合一些富含蛋白质和脂肪的食品，如瘦肉、鸡蛋、豆制品、花生等，以便使整个上午精力充沛。还可以适当吃点蔬菜和水果，不仅可以补充水溶性维生素和膳食纤维，还可以获得机体所需的钙、钾、镁等矿物质与微量元素。

不在吃早点前后喝酒

民谚有“莫饮卯时酒，昏昏醉到酉”之说，意思是清晨其贪恋杯中物。在吃早点前后喝酒称之为早酒。殊不知一日之饥在于晨，在肠胃经过一夜的蠕动消化后，需要补充水分时，空腹喝酒对胃和其他器官刺激非常大，而且空腹饮酒极易导致目眩、头昏，酒精经吸收后容易导致神志恍惚，容易损害肝脏功能，引发意外事故，甚至危及生命。

可以御寒暖胃的食物

狗肉：性温味甘，具有安五脏、暖肾壮阳之功效，善治脾胃虚寒。在冬季常吃狗肉，对于脚冷、腰痛、体质虚弱者有良好的保暖御寒作用。

羊肉：性味甘温，常被用作冬季御寒和进补壮阳的佳品，具有暖中补肾虚、开胃健脾、御寒祛湿之功效。

虾米：非常适合冬季肾虚所致的畏寒的人食用，具有补肾壮阳、滋阴健胃、通畅血脉之功效。

核桃：含有40%～50%的脂肪，其中多数为不饱和脂肪酸，具有降低胆固醇、防止动脉硬化及高血压之功效。核桃仁中富含磷脂和维生素E，具有增强细胞活性、促进造血功能、增进食欲之功效。

板栗：栗子性味甘温，入脾、胃、肾三经，有养胃健脾、强筋活血等功效，适用于脾胃虚寒引起的慢性腹泻。

辣椒：能促进食欲，增进消化，使心跳加快、末梢毛细血管扩张，使流向体表的血液增强。冬季常吃辣椒能抵御寒冷，防止因受潮而引起的关节痛、腰腿痛和胃虚寒病证。

富含铁的食物：体内缺铁，各种营养成分不能充分氧化产生热量，是冬季畏寒的一个重要原因。为此要特别注意补充含铁丰富的食物，如瘦肉、动物肝脏、鱼、蛋黄、家禽、香菇、豆类、菠菜和芹菜等，还要多加注意科学搭配饮食，多吃些富含维生素C的新鲜蔬菜和水果，以促进机体对铁的吸收。

干姜：能温中散寒，治疗脾胃寒证，无论是外寒内侵之实寒证，还是脾胃阳气不足之虚寒证，均可应用。

六 巳时 脾经是人体的能量线

巳时，即9：00~11：00。此时脾经当令，是脾运化水谷旺盛的时候，也是人们劳动、工作、学习的时候，是一天中的黄金时段。

脾为后天之本

脾的重要功能是运化水谷

水谷，泛指各种饮食物。脾运化水谷，是指脾对饮食物的消化吸收作用。

食物经过消化吸收后，依靠脾的转输作用和散精功能，将水谷精微上输于肺，由肺脏注入心脏的血脉化成气血，再通过经脉输送到全身，营养五脏六腑、四肢百骸，以及皮毛、筋肉等各个组织器官。

概括来说，脾主运化水谷，包括了消化水谷、吸收转输精微物质，并将精微转化为气血的重要生理作用。

脾为后天之本，是气血化生的源泉

五脏六腑维持正常生理活动所需要的水谷精微物质，都有赖于脾的运化作用。饮食水谷的运化是由脾所主，饮食水谷又是人出生之后维持生命活动所必需的营养物质的主要来源，也是生成气血的物质基础。所以说脾为后天之本，是气血生化的源泉。故《医宗必读》曰："一有此身，必资谷气，谷入于胃，洒陈于六腑而气至，和调于五脏而血生，而人资之以为生者，故曰后天之本在脾。"

◎足太阴脾经

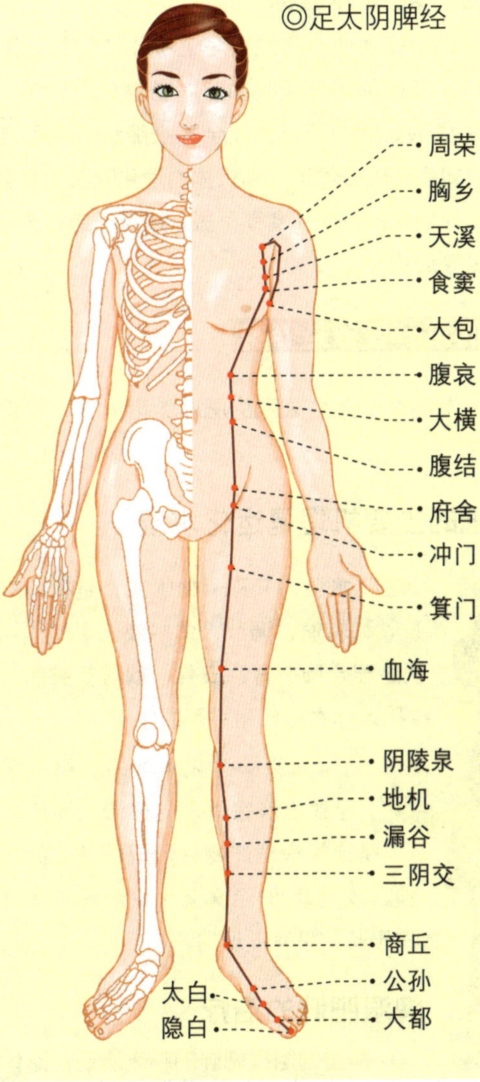

脾气健运才能身体健康

脾的运化功能强健，传统医学上称作“脾气健运”。只有脾气健运，身体的消化吸收功能才能健全，为气、血、津液等的化生提供足够的养料，使全身脏腑组织得到充分的营养。反之，如果脾失去健运，则机体的消化吸收功能会因此失常，就会出现腹胀、便溏、食欲不振，以至于身体倦怠、消瘦和气血不足等症状。

减肥的第一要务是养脾

对于过食肥甘、久坐久卧的肥胖类型人群，健脾治疗的效果比较好。

健脾减肥的主要机理是运化水湿

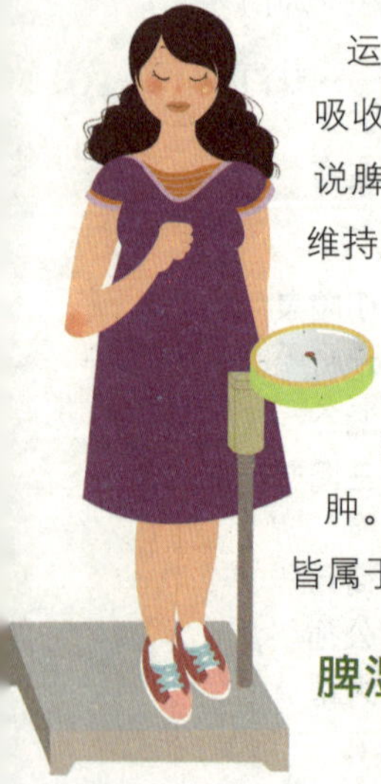

运化水湿，又称运化水液，是指脾对水液的吸收和转输，调节人体水液代谢的作用。就是说脾配合肺、肾、三焦、膀胱等脏腑，调节、维持人体水液代谢平衡的作用。

如果脾运化水湿的功能失常，必然导致水液在体内的停滞，而产生水湿、痰饮等病理产物，形成肥胖，甚则形成水肿。故《素问·至真要大论》说“诸湿肿满，皆属于脾”是有道理的。

脾湿肥胖的治疗

脾虚湿阻型肥胖的临床表现：形体肥胖，

肢体困重，倦怠乏力，脘腹胀满，纳差食少，大便溏薄，舌质淡，苔薄腻，脉缓或濡细。这是临床上最为常见的类型。

保健原则：健脾化湿。

食物选择：扁豆、蚕豆、豌豆、红小豆、绿豆、黄豆芽、绿豆芽、玉米、冬瓜、冬瓜皮、黄瓜、黄瓜皮、西瓜、西瓜皮、白菜、鲤鱼等。

食品选择：杂豆粥、凉拌三皮、红小豆鲤鱼汤、冬瓜瓤汤、白菜粉丝汤等。

脾脏功能好，糖尿病治疗效果佳

脾虚致消形成糖尿病

脾虚致消的糖尿病形成理论逐渐被临床医生接受。其实，早在《黄帝内经》就认识到了这个理论，并在临床运用。譬如《素问·本脏篇》云“脾脆，善病消”，脾脆就是指脾气虚弱。名医李东垣认为“脾气不足，则津液不能升，故口渴欲饮”。

还有很多现代的临床工作者，也认为脾虚乃糖尿病发病的根本，由于脾气虚弱，不能正常运化水谷精微，失去“游溢”与“散精”的作用，使吃进来的水谷郁而化热，又不能为胃行其津液，而令胃阴不足，从而导致消渴病“三多一少”的症状。

糖尿病在中国的发病率逐年上升，公认原因在于中国人饮食结构中，高蛋白、高营养成分食物的比例增加，纤维类食物减少，肠蠕动减慢，食物在肠胃中停留时间延长，致使脾胃长期超负荷工作，造成脾气的耗损，导致脾虚。脾虚使运化失常，气血不足，脏腑功能失调，阴阳失衡，血糖升高，这是糖尿病发病的原因。

脾气虚与糖尿病症状相关

有人研究后认为，目前临床所见糖尿病，并非均以消渴为特点，特别是中老年患者常表现为形体肥胖、四肢乏力、不耐劳累、神倦懒言、面无光泽，或有脘腹痞满、口淡乏味、渴不甚饮、腹不甚饥、尿清长多沫，舌淡、体胖大，或见齿痕，苔腻或润，脉沉虚等一派脾失健运、湿邪内盛之象。对3000例糖尿病患者的病情进行调查，应用统计学方法，找出症状之间及症与病程、各检验指标间的相关因素，归类出部分结合频度较高的证群组合。结果显示脾脏在糖尿病的发病中占重要地位，以脾气虚为主要病理表现。

调理脾胃与降糖作用密切相关

调理脾胃药物与降糖作用之间的相关性研究很多。研究发现，健脾生津药能显著降低血糖，并对血小板的聚集有明显的抑制和解聚作用。

人参通过抑制十二指肠黏膜上皮依赖性葡萄糖的转运而抑制糖的吸收，同时对胰岛素生物合成起到促进作用。

诸多健脾益气药，如人参、黄芪、白术、山药、茯苓、粳米等均具有降糖作用。

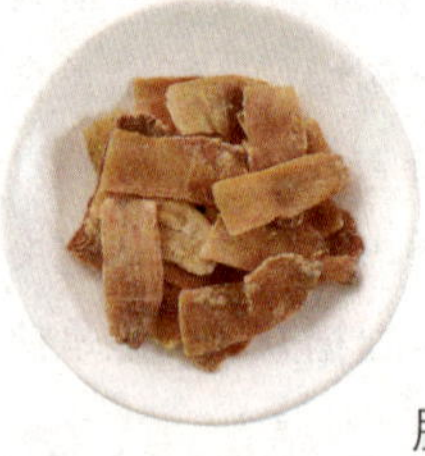

对某医院518个治疗糖尿病处方中使用的100余种中药进行统计，其中使用次数在100次以上的中药有黄芪、生地黄、天花粉、山药、麦冬、五味子、茯苓、山茱萸、葛根、知母，可见健运脾胃药在糖尿病治疗中占有重要地位。

健脾就是在健脑

中医学里脾和脑就是相关的

中医学的脾实质上是一个多元性功能单位，包括了西医学的脾脏、胰脏、消化道和神经系统的部分功能。其主要功能是消化食物与吸收营养，但与思维、意识活动密切相关。如《素问·阴阳应象大论》曰："脾在志为思……思伤脾"，一方面脾主导着人的意识以及思维活动，另一方面人的意识、思维活动的变化会影响脾的功能。胃肠道的病变，亦会引起精神、意识活动的障碍，如《素问·逆调论》篇中提出"胃不和则卧不安"，说明胃肠道功能失调，可引起睡眠不得安宁。

临床也表明脾胃与意识活动可相互影响

如老年性痴呆症及帕金森病患者，经常在头部和腹部发现同样的组织坏死现象。大脑面临惊恐或生气时，释放出一种应激素，会引起胃痉挛而产生疼痛，应激素的过分刺激还会导致腹泻。当情绪压抑时，食管神经受到高度刺激，会让人产生吞咽困难的现象。有临床证明，50% ~ 60% 的功能性消化不良及肠易激综合征患者，伴有焦虑、抑郁、恐惧等症状。

临床治疗反证的证据

从医疗实践上来看，通过调理胃肠功能，可以治疗许多精神与神志的病变。如精神分裂症、抑郁症、神经衰弱等精神疾病，中医临床采用加减承气汤、温胆汤、归脾汤等方剂治疗，能够获得满意的效果，这些方剂都是通过调整胃肠功能来治疗精神疾病的。

肠神经系统是第二大脑

以上可见，无论从临床现象还是医疗实践角度，都能说明脾与意识活动密切联系。有人认为，人的精神意识和运动功能，是在大脑的主导下与诸脏腑以及经络共同完成的。肠神经系统的功能不仅独立主持胃肠的功能活动，而且与某些精神疾病，如抑郁症、恐惧症有着密切关系。

颅脑与肠脑是人的两个脑

脾和意识的关系，具有一定的解剖学基础。美国科学家发现，人生来有两个脑，即颅脑与肠脑，它们相互作用与影响。肠脑是指位于食管、胃、小肠与结肠内层组织的鞘中的肠神经系统，内含有数以亿计的神经细胞、神经递质、蛋白质和复杂的环行线路，能够独立进行生理活动。

解除高脂血症从健脾开始

血脂代谢与脾密切相关

血中膏脂是构成人体的重要部分，来源于五谷精微，对人体有濡润、充养的功能。血脂正常代谢依赖于脏腑功能的协调平衡，尤以脾胃的运化输布最为重要。脾为后天之本，气血生化之源，津液输布之枢纽。膏脂的化生、转运、输布都与脾密切相关，膏脂的输化全依赖脾气的“散精”功能。因此，脾气充足，输化正常，水津四布，膏脂可发挥濡养作用。

膏脂输布失常，变生浊邪而发病

人体摄入膏脂多，膏脂转输、利用、排泄失常的因素均可导致血脂升高，如饮食失节，恣食肥甘厚味；或脾胃本虚，失其健运；或情志不畅，肝郁犯脾，脾失运化；或思虑过度，劳伤心脾等，均可使膏脂输布失常，混于血脉之中，而成高脂血症。肾气虚衰、气化不及、津液代谢失调，也可使膏脂输布失常。脾的运化功能失常，是引起高脂血症的重要病机。

益气健脾法治疗高脂血症

主要表现： 头痛、头晕、头重如裹，头昏身重，胸闷、气短、失眠，神疲乏力，或肢体困重便秘、脘闷腹胀，纳差便溏，舌淡体胖并常有齿痕，舌苔多厚腻，脉沉缓无力，兼有沉迟或细涩、细数。

选方： 方选六君子汤加减；脾气虚损日久，导致心脾两虚，方选归脾汤加减。

温阳健脾法治疗高脂血症

主要表现： 面色白、脘腹不适、腹胀食少、四肢不温、神倦乏力、大便溏薄、舌质淡、苔薄白、脉缓。

选方： 证属脾阳不足，治宜理气健脾、温阳除湿，方选理中丸加减；若伴见腰膝酸软、畏寒肢冷等肾阳虚证，则以附子理中丸加减补肾健脾。

通腑泻浊法治疗高脂血症

主要表现： 面红、神疲乏力、气粗、口干口臭、恶心、嗳腐吞酸、小便黄、大便干、舌苔厚腻、脉滑等。

选方： 证属腑气壅滞，治宜通腑泻浊，方选五磨饮子化裁，可选加火麻仁、芦荟通腑泻浊。

七 午时 午睡片刻降心火

午时，即11：00~13：00。这个时候心经当令，阳气最旺盛，阴气开始发生，是阴阳的转换点，也是午休的黄金时段，有益于身体健康。

午睡方法有讲究

短时午睡对恢复午后身心状态有益

在许多国家和地区，人们都有午睡习惯，在中国则更为普遍。一项全国范围的调查发现，87.56%的人有午睡习惯。

研究发现，对于正常夜眠的人而言，不包括慢波睡眠的短时午睡对恢复午后身心状态的效果更好。

什么样的人应该午睡

一般来说，凡是睡眠不足的人、脑力劳动者及大中小学生都应该午睡。重体力劳动者，或从事高温作业的人，也需要午睡，因为这对夏季预防高温中暑有一定作用。

午睡多长时间最好

研究证明，午饭30分钟后进行20分钟的短时间午睡，对减缓午后的困倦有积极的效果，同时也有助于保持精神状态。其中，前10分钟的睡眠是保证午睡质量的关键。

午睡时间不是越长越好，以30分钟以内为宜。这样能有效消除疲劳，醒来后很快进入工作状态，感觉非常舒适，可以真正达到缓解疲劳的目的，从而利于之后的工作状态。

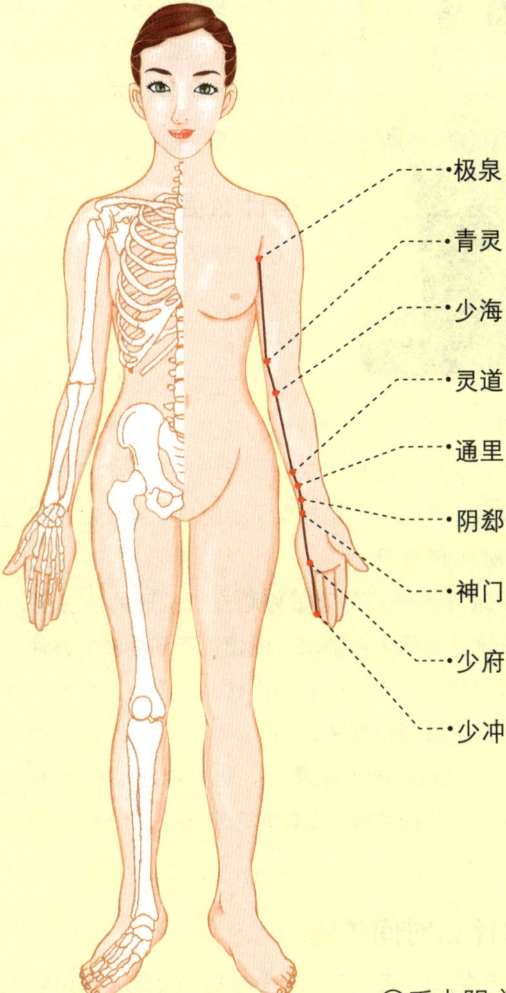

◎手少阴心经

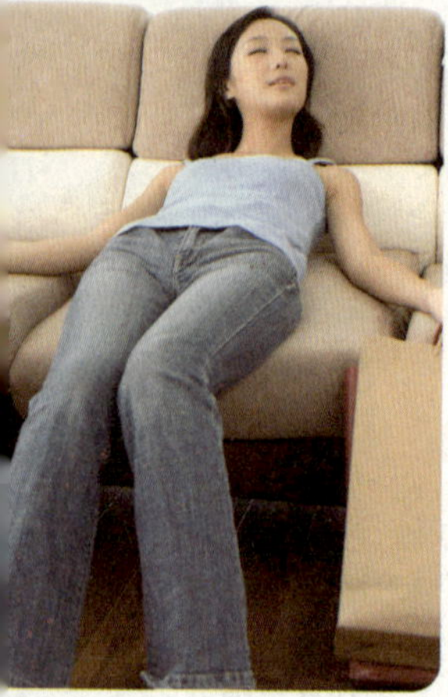

超过30分钟，醒来后要达到工作状态的恢复时间很长，并且醒来后会感到很不舒服。超过1小时的午睡，睡得比较深，觉醒比较难，往往不愿意起床。

午睡什么姿势最合适

坐在椅子上打盹儿或干脆趴在桌上枕着自己的胳膊入睡，这些睡姿都是不科学的。

人体在睡眠状态下，肌肉放松，心率减慢，流入大脑的血液相对减少，尤其午饭后较多的血液进入胃肠。这时如果坐着午睡，时间久了，容易产生头重、乏力、腿软等不适感觉。趴在桌子上睡觉，会使胸部受压，呼吸不畅，增加心肺负担。

如果条件允许，午睡最好睡在长条形的沙发上，能使身体伸展开来，放松进入睡眠。即便达不到平躺的条件，睡觉时也应在头后垫一些柔软的物品作枕头，不能直接把头耷拉在椅背上，或用手臂当作枕头。

还应该注意，即便是夏天，也不能随便在走廊下、树阴下、草地上、水泥地面上就地躺下午睡，更不能在穿堂风或风口处进行午睡。

午饭后什么时间午睡

吃过午饭后，应该先做一些轻微的活动，比如散步、瑜伽等，然后再进行午睡，这样有利于食物的消化吸收。通常情况下，由于中午的时间很紧，吃完饭，如果抓紧时间，能睡30分钟，否则难有午睡的时间。如果饭后再散步、做瑜伽等，根本就没有时间再午睡。除非是时间自由的人，才能做到。

午睡的好处

国外研究表明，午睡与冠心病发病率关系很大。经调查证明，因轮班工作不能午睡者，冠心病发作的危险性显著增高，并表明只要每天有半小时午睡，即可使冠心病发病率降低20%。

当然，午睡并非人人适宜，有些人注重晚上休息，不习惯午睡，对健康也没什么影响。

夏季养心好时机

中医认为，夏季是阳气达到高峰的季节，心脏属阳，所以，在夏天保养好心脏是最重要的。

夏季心梗因素多

心血管病与生物钟节律密切相关。尤其在夏季气温、湿度都高的桑拿闷热天，由于出汗多，血液浓缩，血黏度增高，可能造成脑血栓及心肌梗死增多。

天气炎热，机体为了散热，皮肤血管扩张，容易造成内脏缺血。同时也使心跳加快，血液循环加快，又增加心脏的负担。由于炎热，很多人还会吃雪糕、冰啤酒、冰汽水等冷饮。因为食道在心脏后部，胃在心脏底部，短时间内进食大量冷饮，就如同让心脏处在一种冰冷的状况。心脏血管收缩，很容易造成心肌缺血，从而引发心肌梗死。曾有一位年轻人下班后豪饮冰啤1.5升，仅半小时后就因心梗而死亡。

夏天因为天热心率会加快，心脏本身就应该多保护。若由于情绪、饮食、生活习惯等方面不注意，容易引发心脑血管疾病。

心脏病人应按生物钟规律作息

古人说夏三月应该晚卧早起，也就是说，晚点睡觉，早点起床，中午睡午觉，才能保证下午有好精神。研究表明，中午午睡的人比不午睡的人心肌梗死、心脏病发病率少1/3。这是因为人从早上起床后，血压就逐步升高，睡午觉可以使血压下降，有一个低谷；如果不睡午觉，人体一整天都处在血压升高的状况，可能会一直持续到晚上睡前。

夏季要多喝水

中老年人本身血黏度较高。天亮时分，人体血黏度最高，因为经过一个晚上的睡眠，天亮时水分达到最低。因此，夏季起床后的第一件事就是喝水，半夜醒来也可以适当补充些水分。空腹喝水，5分钟后就可以被人体吸收。夏季还可以多补充一些防暑降温的水果，比如西瓜、桃子。

保持情绪稳定，养心安神

西医认为，心脏是循环系统的主要脏器，它主要通过血液循环，将氧气、营养物质送到身体需要的各个部位。中医认为，心脏还具有精神活动功能，例如可以通过养心安神的方法治疗失眠等。

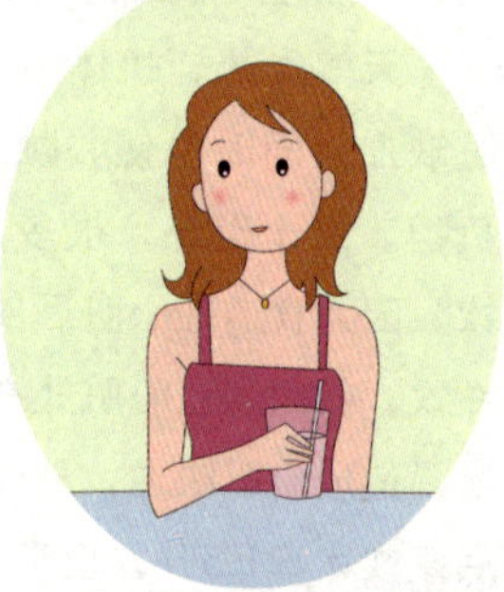

夏季随着气温越来越高，人们很容易烦躁，脾气暴躁，对心脏非常不利。建议人们要注意保持精神上的安静，这也是夏季心脏养生的最佳方法，情绪稳定了，心情好了，人们就会把夏季出现的燥热处理地很好，不会有心火过旺的症状。医学研究发现，心情起伏波动较大，很容易影响到机体的免疫功能，例如老年人发火，会引起心肌缺血、心律失常、血压升高等。

午餐怎么算吃饱

午餐无疑是一天中最重要的一餐。那么，午餐如何才能算吃饱呢？ 午餐“吃饱”是指午餐要摄入充足的能量和丰富的营养。可惜大部分上班族没有做到这一点，或者只是摄入了很多能量，却没有获得充足的营养素，如蛋白质、维生素和矿物质等。

能吃饱的营养午餐

据专家推荐，一顿良好的午餐应该包括以下几种食物：

主食100～150克，最好有两种谷类食物，一细（如米饭、馒头）一粗（如全麦、玉米）搭配食用。

肉类50～100克，猪瘦肉、牛肉、羊肉、鸡肉、鱼肉或海鲜随意，最好每天交替食用。

蔬菜150～200克，至少要有一种绿色蔬菜（如油菜、小白菜、西兰花等）或红黄颜色蔬菜（如番茄、胡萝卜、南瓜等）。

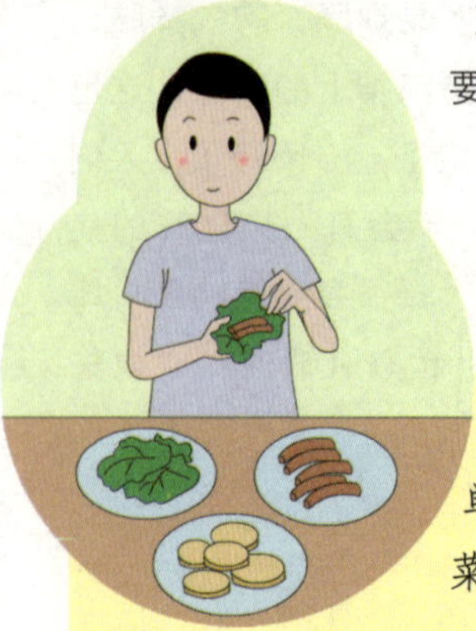

烹调油要少，不论主食还是副食，都不要油炸或过油，避免摄入大量食用油。

搭配一些豆制品或水果，营养会更为均衡。

专家还推荐了几种午餐方式：

1.自己做饭吃：在有条件的单位或办公室，尽量自己烹调饭菜，不要怕麻烦，健康要紧。

2.自己带饭盒：早晨准备好午餐的食物，到单位后放冰箱保存，午餐时用微波炉加热后食用。

3.点正规送餐公司配送的午餐：一些较好的配餐公司可以根据顾客的要求配送午餐，或者点他们提供的搭配好的套餐。

4.几个人合伙，到稍好的饭店点餐：点餐的要点是别贪多，不要浪费，讲究搭配，避免油炸类食物。

喜乐有度好养心

笑是特殊的有益运动

“笑一笑，十年少”，虽然语言有些夸张，却揭示了笑能延年益寿的秘密。“笑口常开，青春常在”“乐以忘忧，不知老之将至”，综观这些对笑的赞美之词，足以说明笑是一种特殊的对人体有益的活动。

笑对身体有良性促进作用

研究表明，笑使人体的膈肌、胸腔、腹部、心脏、肺脏等都能得到短暂的锻炼。笑使肺脏扩张，胸肌的活动得到加强，能清除呼吸道废物；能加快血液循环和心脏的搏动；能促进消化腺的分泌，加快肠胃蠕动，促进食欲，能帮助消化和防止胃下垂。开心地笑，可以松弛人的面部、臂部、腿部肌肉，消除紧张心理，降低心理压力，缓和内心冲突，排除抑郁情绪，使人从不良情绪中解脱出来。所以说，笑是身心健康的不二法宝。

医学研究发现，笑口常开可以防止传染病、头痛、高血压，可以减轻过度的精神压力。因为欢笑可以增加血液中的养分，并刺激体内免疫物质的分泌，对抵御病菌的侵袭大有帮助。无论是开怀大笑、抿嘴偷笑、抱着胳膊会心地笑，对于改善和治疗情绪压抑等心理疾病都是必要的。而不笑的人，患病概率较高，一旦生病，也常是重病。一位外国学者以自己的亲身经历写了《五百分之一的奇迹》一书，书中写道："如果消极情绪能引起肉体消极的化学反应，那么积极向上的情绪就可引起积极的化学反应。爱、希望、信仰、笑、信赖、对生的渴望等，也具有医疗价值。"因此，笑是治病的良方，是健康的朋友。

高兴过度就会伤"心"

凡事都有个度，高兴过度就会伤"心"。中医学认为"心主神明"，心是情志思维活动的中枢，超乎常态的"喜"，会促使心神不安，甚至语无伦次、举止失常。另外，过度喜悦会引起心跳加快、头晕目眩而不能自控。某些冠心病人可因过度兴奋，而诱发心绞痛或心肌梗死。

八 未时 小肠运作营养好吸收

未时，即13：00～15：00，小肠经当令。小肠是食物停留时间最长的地方，在这里小肠把饮食从外界真正变成属于自己的东西——气血。

午餐吃好，小肠经才能运作和谐

午餐营养要充足

小肠是吸收营养的主要器官。它的功能是吸收被脾胃腐熟后的食物精华，然后分配给各个脏器。午饭要吃好，不见得要多，而是饮食的营养价值要高。

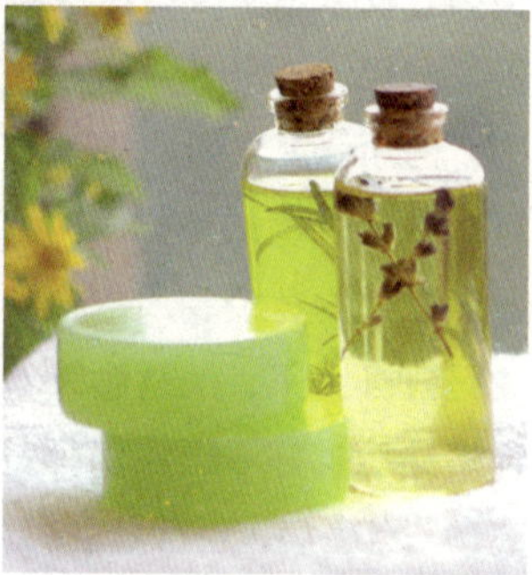

午餐搭配要合理

要想吃好午餐，饮食的搭配要合理。

某些食物搭配起来，使两者的成分产生“互补”或“增强”作用，有利于人体吸收与利用，使营养价值成倍增加，更可以减少副作用，对于强身防病、延年益寿大有裨益。

常见的有效搭配有：

猪肝配菠菜、鸡肉配栗子、鸭肉配山药、鲤鱼配米醋、豆腐配萝卜、枸杞子配猪腰、羊肉配生姜、牛肉配土豆、芝麻配海带、糙米配咖啡、百合配鸡蛋、甲鱼配蜜糖、猪肉配大蒜等。

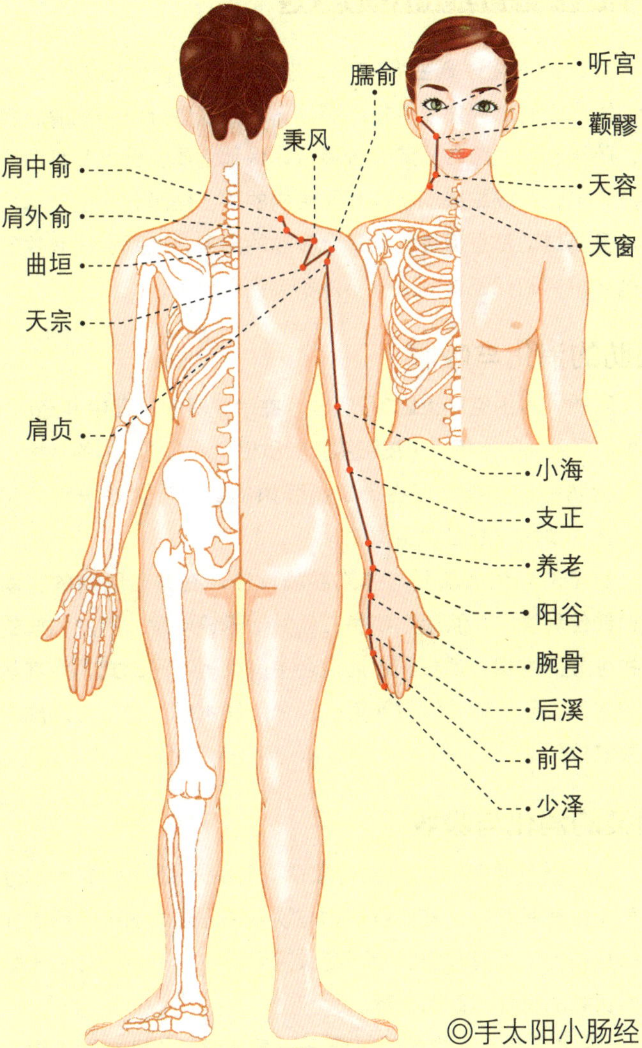

◎手太阳小肠经

小肠对营养的消化与吸收

食物的消化过程主要在十二指肠。营养物质进入十二指肠中段后，刺激胆囊收缩排出胆汁，刺激胰腺分泌消化酶。胆汁、胰酶和肠肽酶在肠腔充分混合，保证脂质、糖类和蛋白质的充分消化。肠黏膜刷状缘和黏膜内的酶、黏膜分泌的电解质和水及肠蠕动都是促进食物消化吸收的因素，而肠道内有效的再循环机制则保证胃肠道分泌液不会完全损失。

脂肪的消化与吸收

脂质大多由空肠上2/3段吸收，在消化吸收过程中共经历3个相：肠腔内的水相、上皮细胞膜脂质相和淋巴血液内的水相。

脂肪经消化吸收后在十二指肠内的最终产物是一种乳化液，其主要由三酰甘油组成。

稳定的乳化液随后与胰脂肪酶反应，在共脂肪酶的帮助下和最佳环境中，胰脂肪酶将三酰甘油迅速水解。脂肪水解的产物可分为水相、油相和水油混合中间相等不同形式，为其从肠腔转运到黏膜刷状缘做准备。部分脂肪水解产物依靠形成胆盐微胶粒转运。

糖类的消化与吸收

胰淀粉酶是消化淀粉的主要酶。绝大多数淀粉的水解过程都发生在肠腔内，其最终产物与饮食中主要的双糖（蔗糖和乳糖）在十二指肠和空肠中不能被完全吸收，只能被存在于黏膜刷状缘的特殊水解酶水解。

3种主要来源于饮食的单糖——葡萄糖、半乳糖和果糖，都由位于肠黏膜刷状缘的转运系统进行吸收。并非所有可消化的糖类都能被小肠消化吸收，饮食中那些来源于谷类和土豆的淀粉会进入结肠，其中大部分淀粉会被结肠中的细菌分解代谢，由此得到短链脂肪酸而被结肠吸收，同时生成氢气和甲烷，造成肠胀气。

蛋白质的消化与吸收

蛋白质的主要成分是氨基酸，氨基酸能以单体、二肽或三肽等多种形式被吸收。

科学研究已证实，一些激素能改变某些氨基酸和肽的吸收过程，如生长抑素和血管活性肠肽会抑制吸收过程；相反，表皮生长因子、血管紧张素、胆囊收缩素和促胰液素可促进吸收过程。当因为情志、疾病等因素，改变身体的激素水平时，就会影响蛋白质的吸收，形成消化不良、腹泻等疾病。

维生素、矿物质和微量元素的消化与吸收

水溶性维生素的吸收是一个由载体介导的特殊转运过程。脂溶性维生素中，维生素A和维生素D通过被动扩散方式由小肠吸收，维生素E通过被动吸收方式跨肠黏膜吸收，维生素K的吸收则需依靠胆盐帮助。

钙、镁、铁、铜、锌、碘、硒等微量元素主要在小肠中被吸收利用，多需主动的跨细胞转运过程和被动的细胞旁扩散过程。

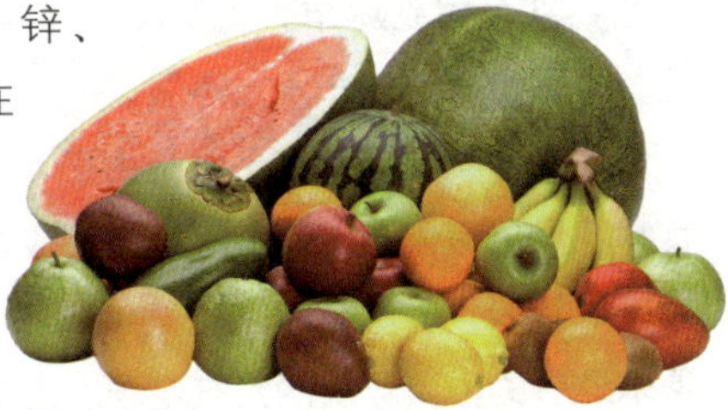

腹泻与水土不服

久居南方的人初到北方，开始一段时间，会出现腹胀、排气多、腹泻等现象，人们把这种现象叫作“水土不服”。

水土不服与水质有关

为什么会出现这种现象呢？其实这与水的硬度有关。

高硬度水中的钙、镁离子能与硫酸根离子结合，使水产生苦涩味，会使人的胃肠功能紊乱，出现腹胀、排气多、腹泻等现象。北方地下水硬度较高，初到北方时会出现不适，时间久了，胃肠逐渐适应了，“水土不服”的现象就消失了。

目前，我国对饮用水的硬度规定是不超过25度。

水土不服的中医学与现代医学认识

中医学认为，天人合一，人的身体健康与自然环境密切相关。自然界的各种因素均可对人体产生直接或间接的影响，如气候、声音、地域、饮食习惯等。人也可通过自身的调节，产生适应自然环境的能力，这种能力的大小因人而异。

如从平原到高原，由于空气稀薄、气压下降而出现的身体不适；从南方到北方，由于温度、湿度的改变而产生的身体不适；从乡村到城市，对高楼、噪声、灯光不适而出现的疲乏、失眠等，均属于水土不服。

现代医学认为水土不服是由于人对新的气候、地势、水质、食物及风俗习惯等因素的不适应反应。

研究表明，大脑、心脏等器官的活动都是通过生物电现象来进行的，当环境的大气电场发生变化时，既可以影响神经冲动的产生和传播，又可影响到心肌细胞的电生理活动。特别是中枢神经系统，它既是人体的最高司令部，又是建立机体和外界环境间相互联系和相互作用的指挥者和协调者。在平时已经适应的环境中，神经活动的兴奋和抑制过程，是保持相对平衡的，人体对周围的环境保持着习惯性的条件反射。

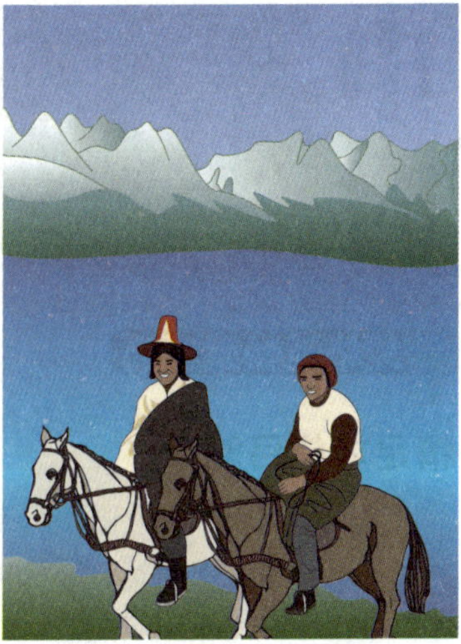

当突然调换了新的环境后，原有的条件反射被打乱，人体与外界间的联系就可能发生紊乱，从而破坏神经活动兴奋和抑制的平衡，导致了“水土不服”的症状。

水土不服的应对

首先，思想上不要紧张，要认识到，这是由于环境突然改变而造成的身体不适应，只要休息几天，熟悉一下周围环境，让人体生理功能做相应的调整，逐渐适应新的环境，这些不适症状就会逐渐消失。

如果症状比较明显，并且长时间不消失，可适量服用药物，如睡眠不好，可少量、短期服用镇静安眠药物，如舒乐安定等；如胃口不好，消化不良，可服用大山楂丸、保和丸等帮助消化，提高食欲；如有呕吐、腹泻，可服用藿香正气丸、诸葛行军散等；如皮肤瘙痒，可服用扑尔敏、乌蛇止痒丸等。

九 申时 膀胱排毒效果好

申时，即15：00～17：00，膀胱经当令。膀胱经是身体的篱笆，遮护着全身的肌表，是身体的边防。

经络通畅眼明亮

精足才能目明

《黄帝内经》讲，眼睛明亮有神、视物清楚的根本在于精气充足。整个眼睛是五脏精华的聚集之地，肾的精华在瞳孔；瞳孔外的黑睛由肝精滋养；心精表现在血络上；肺精表现在白睛上；脾精则约束整个眼系。我们眼睛的好坏，既取决于五脏六腑的精气盛衰，也反映着五脏六腑的精气盛衰。

神明之窗，生命的门户

肾主管储藏五脏六腑的精气。《黄帝内经》把眼看作是生命的门户，只有身体的精气充足，眼睛才能明亮。形容一个人有精神，往往说他的眼睛炯炯有神，这就是精的表现。

眼睛里的气血

膀胱在脏腑和经络相配属上，都是和肾对应成一对，膀胱经的大量阳气由肾精转化而来。阳气属火，膀胱经的阳气就是火，水就是肝血，有了肝血的滋养，眼睛才不会干涩、红肿、疼痛。肝开窍于目的意思也在于此。

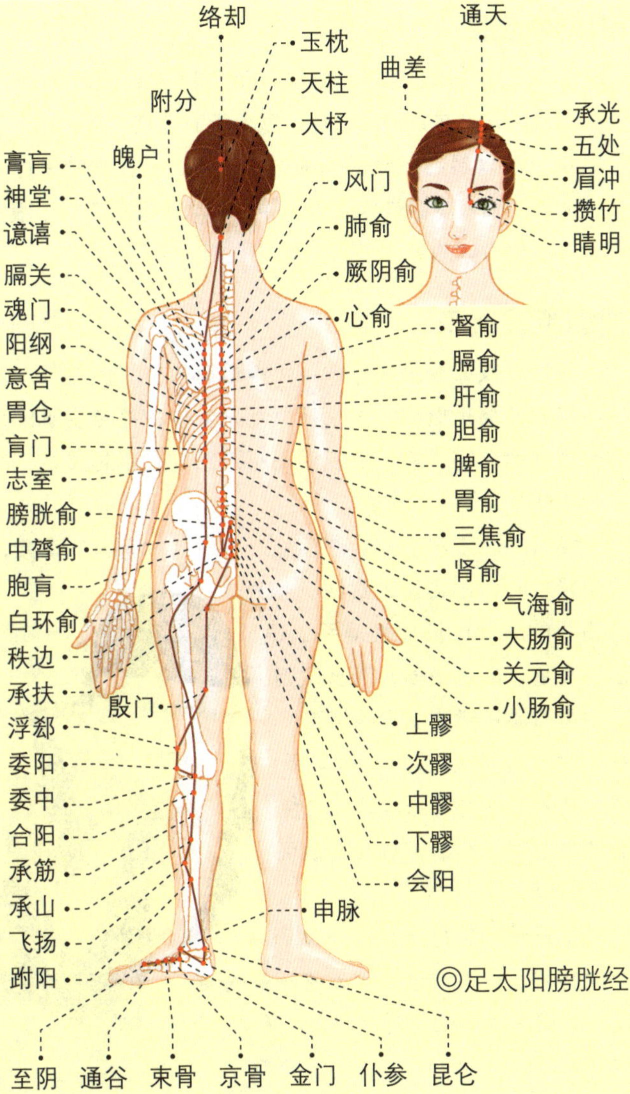
络却
玉枕
天柱
大杼
附分
魄户
膏肓
神堂
譩譆
膈关
魂门
阳纲
意舍
胃仓
肓门
志室
膀胱俞
中膂俞
胞肓
白环俞
秩边
承扶
殷门
浮郄
委阳
委中
合阳
承筋
承山
飞扬
跗阳
风门
肺俞
厥阴俞
心俞
督俞
膈俞
肝俞
胆俞
脾俞
胃俞
三焦俞
肾俞
气海俞
大肠俞
关元俞
小肠俞
上髎
次髎
中髎
下髎
会阳
申脉
通天
曲差
承光
五处
眉冲
攒竹
睛明
至阴
通谷
束骨
京骨
金门
仆参
昆仑

◎足太阳膀胱经

可以流点泪

眼泪，中医说是由肝分泌，泪为肝液；是肝血的一部分，现代医学说是靠泪腺分泌。眼泪无时无刻不存在，只不过平时量小，只起到润滑滋养眼球的作用，一旦眼睛里进入异物，大量的泪液就会被分泌出来冲洗眼球，保持清洁。眼泪还有助于排出人体的某些废物。

把痛苦哭出来

眼泪已被证实是缓解精神负担最有效的“良方”。受了委屈或被悲痛折磨时，挥泪痛哭能把心中的痛苦发泄出来，对改善情绪非常有益。该流泪而不流泪，是引起溃疡、高血压、精神障碍的重要诱因。

强烈的情绪刺激，会使泪腺产生对人体有害的毒素，哭泣是释放和排出毒素的过程。情感性痛哭的眼泪比反射性痛哭的眼泪含有更多的蛋白质，而且眼泪中的蛋白质还能改变人的情绪。哭一哭也是呼吸系统、循环系统、神经系统的特殊运动，这种运动也使情绪和肌肉放松，从而使人轻松。

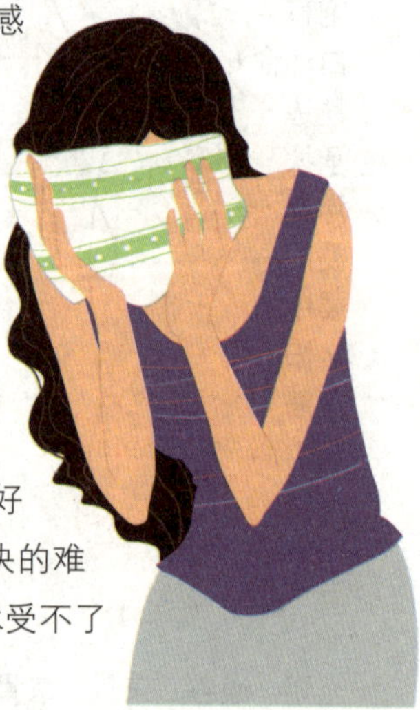

流眼泪其实是一件对身体有好处的事情。如果你遇到了无法解决的难题，不要太过于难为自己，实在承受不了的时候，就大哭一顿。

只是要注意，哭得太久有时候会损害记忆力和注意力，甚至降低免疫力，还是要“见好就收”。

多喝水，膀胱排毒效果好

《黄帝内经》说：“膀胱者，州都之官，津液藏焉，气化则能出矣。”

“州都”是指膀胱为尿液聚集的地方，“气化则出”是讲小便的排泄，需要阳气来打开通路。膀胱所属的足太阳经脉的功能，可以使“津”、“液”的物质和功能存于身体内，并发挥其正常作用，而且足少阴肾经主人体之内里，足太阳膀胱经主人体之外表。一旦膀胱真阳不足，其“存津储液”的功能就会减弱，津液的作用就不能正常发挥。要是由于虚火过旺而导致“津”的功能过度以及“液”的功能不足，使脏腑组织的液体过分排出，导致血液浓度过高，就会出现血液黏稠、血脂高、血糖尿糖高、血压高、口渴、尿多、食多、便秘等症状，皮肤就会因缺少水分而干燥脱皮或是皲裂。如果膀胱气化功能失常，水液不能排出体外，又会因水分过多而出现水肿。

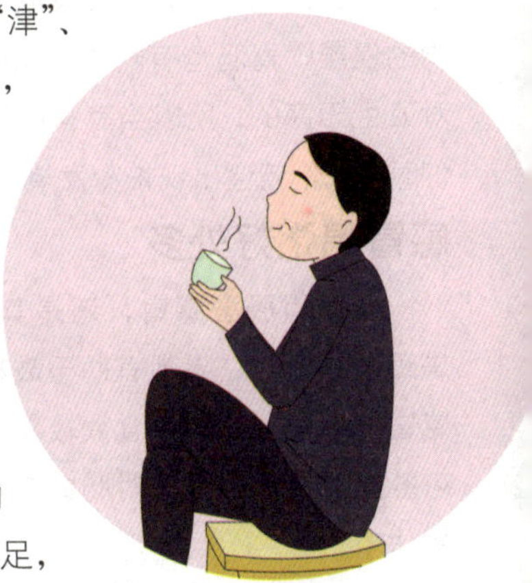

多喝水，可以促进膀胱的功能行使，有利于身体毒素的排出。

感冒调肠胃

胃肠感冒知多少

有的人感冒后发烧、出汗，浑身怕冷、怕风吹，鼻子不透气甚至恶心、拉肚子，这是胃肠型感冒的表现。

为什么感冒会引起肠胃的不舒服呢？

这是因为消化道是个与外界相通的通道。和皮肤一样，消化道也有黏膜，皮肤上存在的有益于我们健康的微生物，在整个消化道也一样存在。皮肤能够抵御病菌、病毒和其他微生物的侵袭，胃肠也有同样的功能。因为我们吃的食物并不是绝对卫生无菌的，所以当有害的微生物从呼吸道和皮肤侵害到我们时，我们就会出现怕冷发烧、食欲下降、没有胃口等症状。

感冒喝粥好处多

无论胃肠型感冒，还是其他感冒，感冒初期喝热粥，都是正确的做法。喝粥有助于鼓舞正气，促进发汗、退烧，促进感冒的治愈。感冒后食欲较差，粥比较清淡，既容易吸收，也可补充能量。有些药对肠胃有刺激，喝粥可以起到保护胃黏膜的作用。

食疗药粥

生姜苏叶粥： 苏叶10克，生姜3片。将白粥熬好后放入苏叶、生姜片，再煮沸即可。

防风粥： 防风15克，葱白2根，生姜3片，大米50克。先将大米煮熟，快熟时加入防风、葱白和生姜，加盐调味即可。

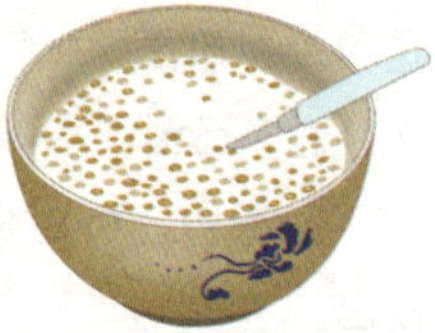

颈椎病的膀胱经疗法

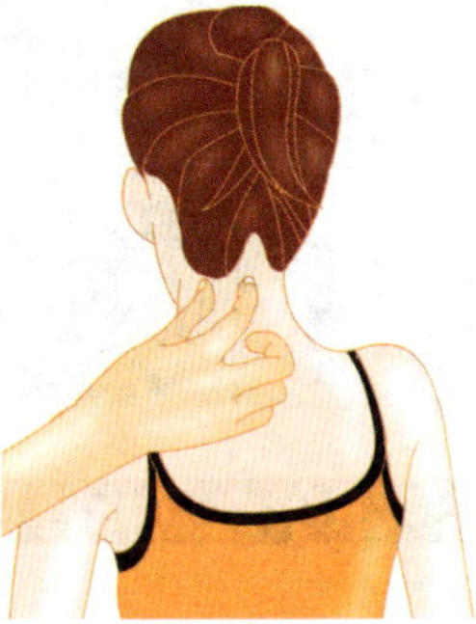

颈椎病患者在我国逐年增多

颈椎病是临床常见的脊源性疾病之一。在我国成年人中约占10%～15%，反复发作，发病率呈逐年上升趋势，其发病机制尚有争议。中医认为本病属痹证范畴，肾阳亏虚、肝肾不足是其根本。常因颈部感受风寒、外伤或损伤气滞血瘀而发病，“骨错缝，筋出槽”而致颈部活动度受限，颈项强痛、活动不利、动则加剧、痛点固定不移、肢体酸冷得温则舒，造成患者痛苦和生活不便。

按摩足太阳膀胱经，可以明显改善

按摩足太阳膀胱经，使颈型颈椎病的颈项疼痛、头痛、肩部疼痛、上肢疼痛、颈部活动受限及颈部的软组织压痛、肩胛内上角压痛等临床症状可以得到改善，对改善颈部活动度、缓解枕下及椎周软组织压痛有疗效。

背宜常温

温热理疗可以利用远红外线沿督脉、足太阳膀胱经循行路线进行治疗，可增强对人体的温热效应，可温经通络、祛风散寒、活血化瘀，从而改善气血津液的运行，扩张椎动脉及周围血管，促进局部肌肉及软组织血液循环，改善局部血运，促进局部炎症吸收和水肿消退，解除病变处的肌肉和血管痉挛，解除神经末梢血管牵拉卡压而镇痛。

十 酉时 》肾气足了才长寿

酉时，即17：00～19：00。这个时间下班吃晚饭的时间。在这个时间里肾的经气最旺盛。我们可以利用这个时间调补肾脏，强壮身体。

下午六点补肾最有效

下午六点是肾经当令，是肾经最旺盛的时候。按照中医学的观点和理论，这个时候补肾的效率最高。

古代就有名医根据《黄帝内经》的理论，选择早晚的时间规律，让患者在晚上服用六味地黄丸，效果迥然显著，甚至形成了具有独特治疗特点的补肾的一个学术派别。

医生在临床上也比较注意运用这个规律，如早上空腹吃补中益气丸，下午六点左右吃六味地黄丸；偏肾阳虚的，下午六点服用金匮肾气丸，会取得较好的疗效，肾虚恢复得比较快，效果比较理想。

肾气足，福运长寿来

肾是中医学研究的重点，也是人们抗衰老、关心身体健康的焦点。肾气足，才长寿。

肾是影响衰老的重要因素

中医认为，虽然导致和影响衰老的因素很多，但由于人体以五脏为中心，在衰老这一渐进过程中，五脏功能的减退是主要因素。在五脏之中，肾与衰老的关系最为密切，肝与衰老

◎足少阴肾经

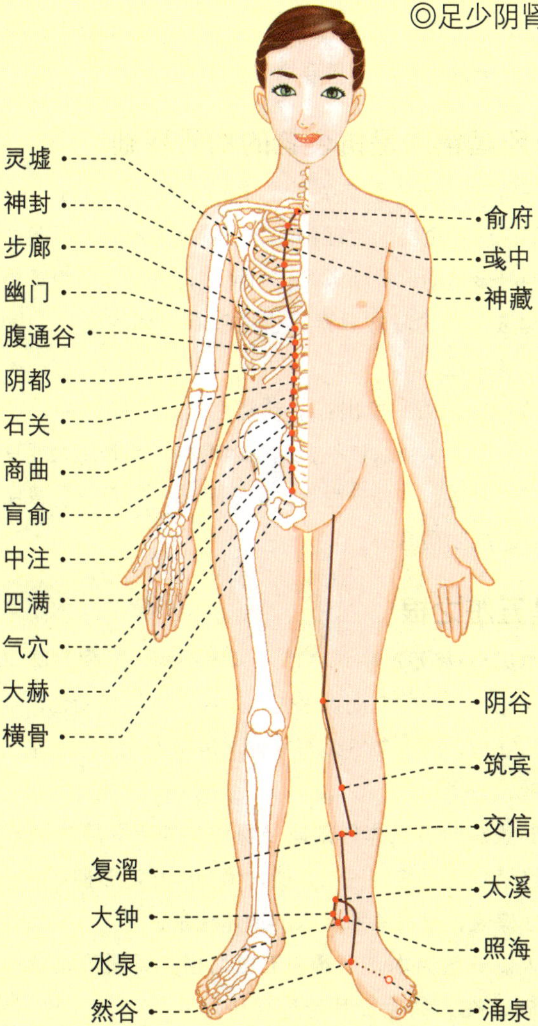
灵墟
神封
步廊
幽门
腹通谷
阴都
石关
商曲
肓俞
中注
四满
气穴
大赫
横骨
俞府
彧中
神藏
阴谷
筑宾
交信
复溜
太溪
大钟
照海
水泉
然谷
涌泉

的关系也日益受到重视，“人之衰老，肝为先导”，由于中医又有“肝肾同源”之说，因此，探讨肝肾与抗衰老的关系，对于探索衰老的机制具有重要意义。

肝肾所藏精血是抗衰老的物质基础

肝肾与衰老的密切关系是由肝肾的生理特性和病理特点决定的。肝肾重要的生理特性之一就是肾藏精，肝藏血。精是肾气的凝聚运动，肾精散则化为肾气，气聚而变为肾精。精不仅是构成人体的基本要素，也主宰着人体的生长、发育、生殖、衰老过程。

《养生肤语》指出：“精能生气，气能生神，则精气又生神之本也，保精以储气，储气以养神，此长生之要耳。”养生格言也讲道：“善养生者，必保其精。”可见肝肾所藏精血是抗衰老的物质基础。

肾是五脏之根

《灵枢·终始》中说：“平人者不病，不病者脉口、人迎应四时也，上下相应而俱来也，六经之脉不结动也，本末之寒温之相守也，形肉血气必相称也，是谓平人。”“平人”就是健康者。

健康意味着机体内部以及机体与外界环境的阴阳平衡，脏腑经络功能正常，气血和调，精神内守，形神合一。人的脏腑气血盛衰，直接关系着人的身体健康。

人以五脏为本，而肾为五脏之根。肾所藏之精气为生命的基础，在人的生长壮老过程中起主导作用。故《灵枢·天年》说：“天寿过度，气脉常通而肾气有余也。”

肾是生长发育的主要动力

《素问·上古天真论》以男八女七为计算方法。在生命的发育阶段，“丈夫八岁，肾气实，发长齿更；二八肾气盛，天癸至，精气溢泻，阴阳和，故能有子。”“女子七岁，肾气盛，齿更发长；二七而天癸至，任脉通，太冲脉盛，月事以时下，故有子。”

在身体的壮盛阶段，男子“三八肾气平均，筋骨劲强，故真牙生而长极；四八筋骨隆盛，肌肉满壮。”都说明了肾精对促进人体生长发育具有重要的作用，是生命的根本，所以《中藏经》才说“肾气绝则不尽其天命而死也”。

正因如此，对生长发育障碍，如“五软”“五迟”等病，补肾成为重要的治疗方法。补肾填精又是延缓衰老和治疗老年性疾病的重要手段。在中医学历代文献中，延缓衰老的方剂以补肾者居多。藏惜肾精为养生之重要原则。固精学派，是中医养生学中一个重要的学术流派。

从肾主水液判断是否肾虚

肾脏在身体内是主水液的主要脏器，从肾主水液就可以判断你的肾是否亏虚不足。

肾主水液是什么意思

水液是体内正常液体的总称。肾主水液，从广义来讲，是指肾为水脏，泛指肾具有藏精和调节水液的作用；从狭义而言，是指肾主持和调节人体水液代谢的功能。

肾主水液的功能是靠肾阳对水液的气化来实现的。肾脏主持和调节水液代谢的作用，称作肾的“气化”作用。

水液代谢有赖肾的气化作用

人体水液代谢包括两个方面：一是将水谷精微中具有濡养滋润脏腑组织作用的津液输布周身；二是将各脏腑组织代谢利用后的浊液排出体外。这些均需依赖肾的气化作用才能完成。

肾的蒸腾汽化使肺、脾、膀胱等脏腑在水液代谢中发挥各自的生理作用。被脏腑组织利用后的水液（清中之浊者）从三焦下行而归于肾，经肾的气化作用分为清浊两部分。清者，再通过三焦上升，归于肺而布散于周身；浊者变成尿液，下输膀胱，从尿道排出体外，如此循环往复，得以维持人体水液代谢的平衡。

肾的气化作用贯穿于水液代谢的始终，居于极其重要的地位，所以有“肾者主水”“肾为水脏”之说。

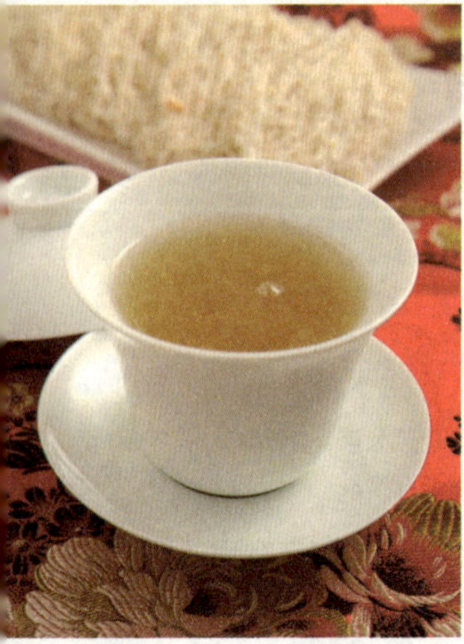

肾虚则水液代谢障碍

病理上，肾主水功能失调，气化失职，开阖失度，就会引起水液代谢障碍。气化失常，关门不利，阖多开少，小便的生成和排泄发生障碍可引起尿少、水肿等病理现象；若开多阖少，又可见尿多、尿频等症。

从水判断肾虚程度

如果经常尿少，甚至伴有脚肿或腿肿现象，属肾亏虚症状。如果经常尿多、尿频，白天小便次数多，量大，晚上起夜多，也说明肾亏虚。

吃什么补肾

海产品：虾、鱼、贝壳类、海藻类食物。海产品含有丰富的磷和锌等，有“夫妻性和谐素”的说法。一般来说，凡体内缺锌者，男性会出现精子数量减少且质量下降，并多伴有严重的性功能和生殖功能减退；女性则发生体重下降、性交时阴道干涩，分泌液减少等。

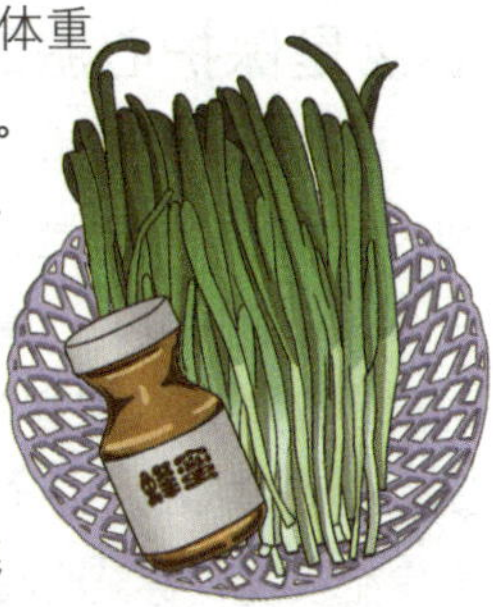

蜂蜜：蜂蜜中含有生殖腺内分泌素，有明显活跃性腺的生物活性。因体弱、年高而性功能有所减退的人可坚持服用。

果仁：小麦、芝麻、葵花子、核桃仁、杏仁、花生、松子仁等可增强性功能。

韭菜：又名壮阳草、起阳草、长生韭，是一种生长力旺盛的普通蔬菜，是肾虚阳痿、遗精梦泄的辅助食疗佳品，对男性阴茎勃起障碍、早泄等疾病有很好的疗效。

大葱：葱一直被人们看作是爱情和性欲的化身。葱的营养十分丰富，它对性欲能产生良性刺激。葱中的酶及各种维生素可以保证人体激素分泌的正常，从而壮阳补阴。

鸡蛋：鸡蛋是性爱后恢复元气最好的“还原剂”。它可以增强元气，消除性交后的疲劳。

巧克力：巧克力中所含的成分能稳定神经并有助开放感官，让人们更期待两性之乐。

十一 戌时 心包经是快乐健康之源

戌时，即19：00~21：00，心包经当令。这个时候阳气进入休息状态，不要做剧烈运动，应该静心养气，然后安睡。

心包经是让人快乐的经络

心包是保护心脏的卫士

《黄帝内经》认为心脏是人体的统帅，掌管着血液运行和人的神志活动，是身体的根本，就像一个国家的君主。心脏由心肌细胞组成，一直工作到心跳停止。所以，心脏特别坚实耐用，是不能被侵害的。如果被外界病毒、细菌或体内的痰饮、瘀血侵害到了，心脏就会受伤，也就不能够藏神了，人就会发生疾病，甚至会死去。

心脏并不是不能被侵害，心脏也会受伤：病毒性心肌炎是病毒侵害到了心肌细胞；心包和心脏之间只能容许少量润滑液，但是，如果不该进去的液体进入其中，就会形成心包积液。

我们应该从保护心脏角度去理解心不受邪，因为心脏受损害以后，对身体伤害很大，甚至出现生命危险。

绝不让谁"伤"你的心

心是不受邪的。那么，总得有一个东西"代君受过"，这个东西就是心包。心包是心脏外膜组织，主要是保护心肌正常工作。

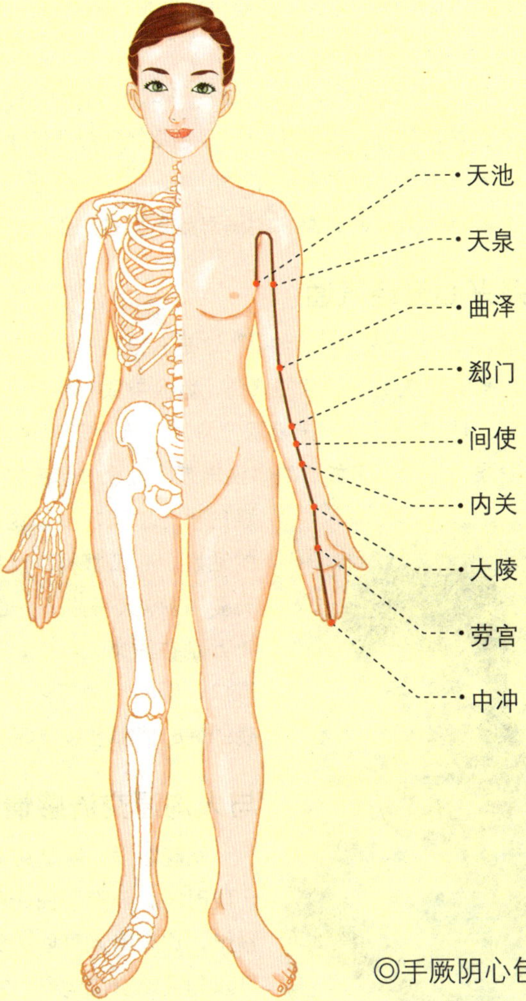

◎手厥阴心包经

膻中处于两乳之间正中位置，因其部位近心肺，为宗气发源地，我们称之为气海。它能协助心肺输传气血，协调阴阳，使精神愉快。

心包络经气不通畅，胸中心包络的阳气得不到宣泄外达，人就会忧愁抑郁；反过来由于心包络经气过于充盛，人就会兴奋地停不下来，就像范进中举以后，心包经由于压抑阻滞不畅太久就会化火，听到高兴的消息就乐得神志不清了。

高高兴兴心包经气通

俗话说：“笑一笑，十年少。”这是有根据的，没有人甘心不快乐。有时候遇到不如意的事情，就会导致心和心包的经络之气不畅。所以，戌时是夫妻双方分别一天下班归来，做饭、吃饭的时候，把工作中如意的事说出来，大家一起高兴。不如意的事先放下，多谈论些愉快的话题，心情舒畅，既有助于夫妻恩爱，又有益于身心健康。千万别在饭桌上斗气，导致没胃口，影响食物消化，甚至整晚的好心情都会被破坏。

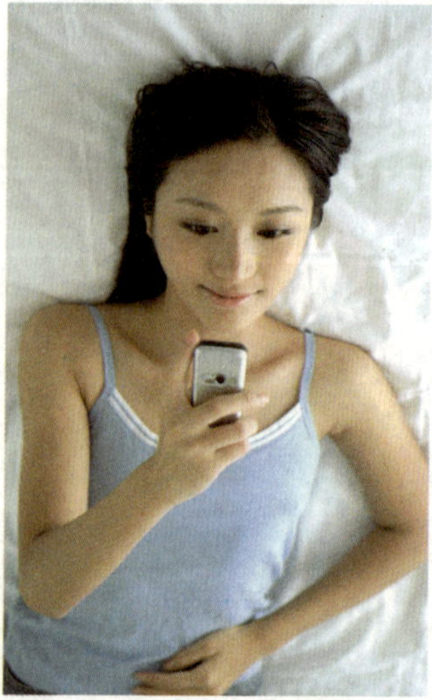

与人沟通交流感情好

吃晚饭后，距离睡觉还有一段时间，没有了白天的忙碌紧张，这个时候可以去约会，可以和父母交流沟通，总之晚饭余暇是沟通感情的好时间。

心包经患病调三焦

心包痰饮与十枣汤

心脏的病，首先会表现在心包上。心包在五行上属火，心包经的阳气如果不够用的话，不仅会导致无法辅佐心脏运送血液，还会导致水液瘀滞，加重心包和心脏的疾病。

汉代名医张仲景有个著名的方剂叫作“十枣汤”，由甘遂、大戟、芫花和10个大枣组成。

由于心包的经脉连通三焦，心包络的瘀滞也可以导致三焦的气化水液的失常，就会有痰饮、水饮、瘀血的积聚，导致不该有的物质停留潜伏在胸间。十枣汤是作用比较猛烈的方子，起效迅速。由此也可以看出，中药并非都是起效慢的。

方子虽然叫十枣汤，但真正起作用却是甘遂、大戟、芫花。这三味药中，甘遂可以消除血脉腠理皮肤微小血脉的积水和痰饮；大戟善行脏腑之水，包括胃、肠、膀胱的水液停留；芫花善除心包络胸胁痰饮和积水。最终这些本不该停留在体内的多余的液体，通过三焦的经络，由小便和大便排出体外。

月经不调连心包

女性月经是子宫内膜周期性脱落而引起的出血。行经年龄的女性三个月没有月经，就可以诊断为闭经。月经和肝血、肾气的充盛关系密切，那和心包是什么关系呢？

《黄帝内经》讲道：“月事不来者……心气不得不通，故月事不来也。”

由于心和心包阳气充盛，维持全身各个脏腑功能的正常发挥。如果心经火盛，那么就会通过心包——三焦传遍全身。如果三焦接受的来自心经的阳气过多，我们称之为壮火、邪火。

心火不下降，充斥三焦，血液不足，但其阳气过剩，阴不足以配阳，故心火上炎，心气不能向下通达。子宫的经脉属心，心的阳气下不来，血液是阳气的从属，血液不下行，导致月经闭止。

由于心火亢盛导致的闭经，要清泻心火，可以多喝水，通过补充水液来降火。

经期不要着凉

心包和心脏虚弱的人，心火不够用，那就要注意防止经络受寒。女性朋友不要吃太过寒凉的饮食；吃点温性的食物；穿着也要注意保暖；避免感冒着凉。

心包经的穴位按摩

心包经的走行

心包经始于胸中，经心包络膻中穴，一个分支向下贯穿胸腔腹腔，一个分支走到我们的腋下三寸处，然后再从腋下一直沿着我们手前臂的中线，经过劳宫穴，到达中指。

胸为气海，膻中可以调气

膻中穴的定位：在胸前的正中线上，平第4肋间，两乳头连线的中点。取定穴位时，患者可采用正坐或仰卧的姿势。

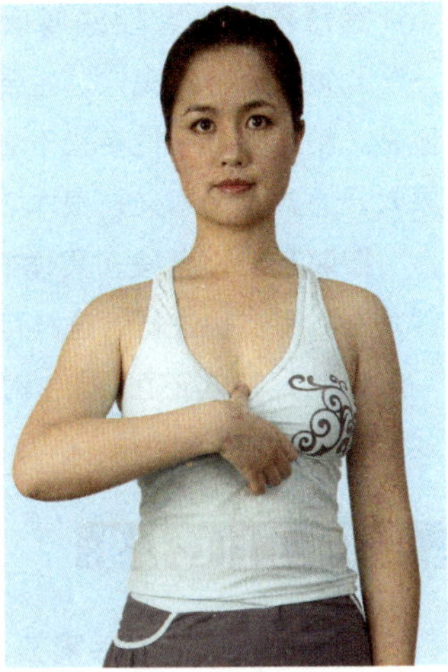

治疗作用： 膻中是心包络的募穴，心包经经气聚集交会之处。膻中穴周围之下是心脏、肺，两侧是乳房。凡一切气机不调所致的病症，如胸闷、乳房胀疼、恶心、胃胀、咳喘、情绪压抑等，皆可取而治之。

按摩方法： 按揉。

内关穴与冠心病

定位： 在前臂掌侧，在曲泽与大陵的连线上，腕横纹上2寸，掌长肌腱与桡侧腕屈肌腱之间。

治疗作用： 能调整心脏功能，对胸痛、胃痛、呕吐、呃逆、失眠、抑郁、眩晕、中风、偏瘫、哮喘、偏头痛都有一定疗效。

按摩方法： 拇指按压。具体方法是，用一只手的拇指指腹紧按另一前臂内侧的内关穴位，先向下按，再做向心性按压，两手交替进行。对心跳过速者，手法由轻渐重，同时可配合震颤及轻揉；对心跳过缓者，用强刺激手法。其他情况，可以按住穴位，左右旋转各10次，然后紧压1分钟。

大陵穴与精神疾患

定位： 在腕掌横纹的中点处，在掌长肌腱与桡侧腕屈肌腱之间。

治疗作用：大陵穴属唐代药王孙思邈的“十三鬼穴之一”。之所以称为鬼穴，主要在于这个穴位治疗精神疾病疗效显著。精神疾病病位多在于心，心包代心受邪，大陵是心包经原穴，原穴顾名思义是根本之气——元气出入的门户。

按摩方法：点按。具体方法是每天就寝前，点按穴位1分钟，左右手交替进行，这样可以让你睡得更香甜。

针刺大陵穴还可以治疗落枕，所以不妨在落枕的时候也试试看。

抑郁了自己找乐

现代社会人们生活紧张，工作压力大，抑郁症的发病率逐渐增高，主要表现为情绪低落、兴趣减低、悲观、思维迟缓、缺乏主动性、自责自罪，饮食、睡眠差，担心自己患有各种疾病，感到全身多处不适，严重者可能出现自杀念头和行为。人与人的交流不仅靠语言、姿势，同时还有气的交流，和一个心情愉快的人打交道，你的心情也会变好，快乐可以扩散，同样抑郁也会相互传染。

运动可以泻火

人体运动会燃烧很多热量，排出大量汗液，从而起到泻火的作用。但是要注意，不要在睡前和饱餐后做剧烈运动，会妨碍夜间休息和影响食物消化吸收。

女性更容易抑郁

女性有两个特点，一是软弱，二是多愁善感。女性属阴，是因为女性以阴血为本，从月经到胎儿营养的供应都离不开血液。女性月经前激素分泌的波动会增加身体对钙的需求量，多吃鱼虾能提供钙质，赶走女性月经前的坏情绪，让女性在经期保持好心情。

吃对食物更开心

饮食治疗及调养，对抑郁症患者，亦能起到很好的缓解作用。食疗的原则多以益气养血、健脾养心为主，以达到疏通气血，调养心神的目的。

人们常说“吃鱼的人聪明”。多吃深海鱼可改善精神状态。美国匹兹堡大学的研究人员指出，晚餐吃些鲑鱼，不仅对人的心脏有好处，同时还有助减缓抑郁的情绪。一些食物，如苹果、香蕉、南瓜、西柚、莲子、深海鱼肉等，除含丰富营养之外，更能舒缓情绪，降低焦虑感，日常不妨多食。

健脾养心、安神定志食品：小米、小麦、莲子、百合、金针菇、木耳、芹菜、蜂蜜、牡蛎、红枣、龙眼、核桃、黑豆、荔枝干、葡萄干、鸡蛋、猪心、热牛奶和各种新鲜水果。

喝玫瑰花茶

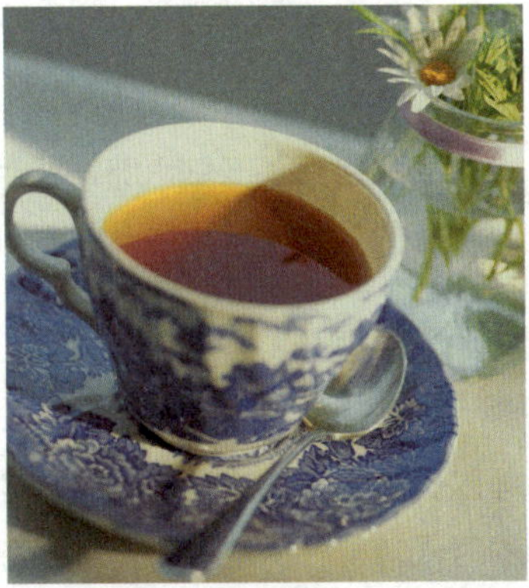

中医认为，玫瑰花味甘微苦、性温，最明显的功效就是理气解郁、活血散瘀和调经止痛。此外，玫瑰花茶的药性非常温和，能够温养人的心肝血脉，疏散体内郁气，有镇静、安抚、抗抑郁的功效。

十二 亥时

阴阳交和百病不生

亥时，即21：00~23：00。这个时间三焦最旺盛，是人要上床睡觉的时间。因此，我们可利用三焦经舒缓心情，安神定精，提高睡眠质量。

亥时入睡葆青春

什么是三焦

三焦，是中医脏象学说中的一个特有名词，是身体上焦、中焦、下焦的合称，是六腑之一。三焦是脏腑中最大的一个腑，跟别的腑还有不同的特点，故而又称外腑、孤腑。

三焦的功能

上焦是膈以上的部位，包括心与肺；中焦是横膈膜以下到肚脐的部位，包括脾与胃；下焦是肚脐以下到阴部，包括肝、肾、大小肠、膀胱、女子胞等。其中肝脏有点特殊，按部位应划归中焦，但因它与肾的关系密切，故将肝和肾一同划归下焦。

三焦包括了五脏六腑，所以它的功能实际上是五脏六腑全部功能的总和，就是主升降气机和通行水液，属火，属阳。

睡个好觉

亥时，人们陆续上床睡觉，环境渐渐安静下来，应该安睡以长养元气。睡觉的时候，可以采取屈膝而卧的睡姿；觉醒的时候，则可以伸伸脚，舒舒身，使身体的气血流通。

◎手少阳三焦经

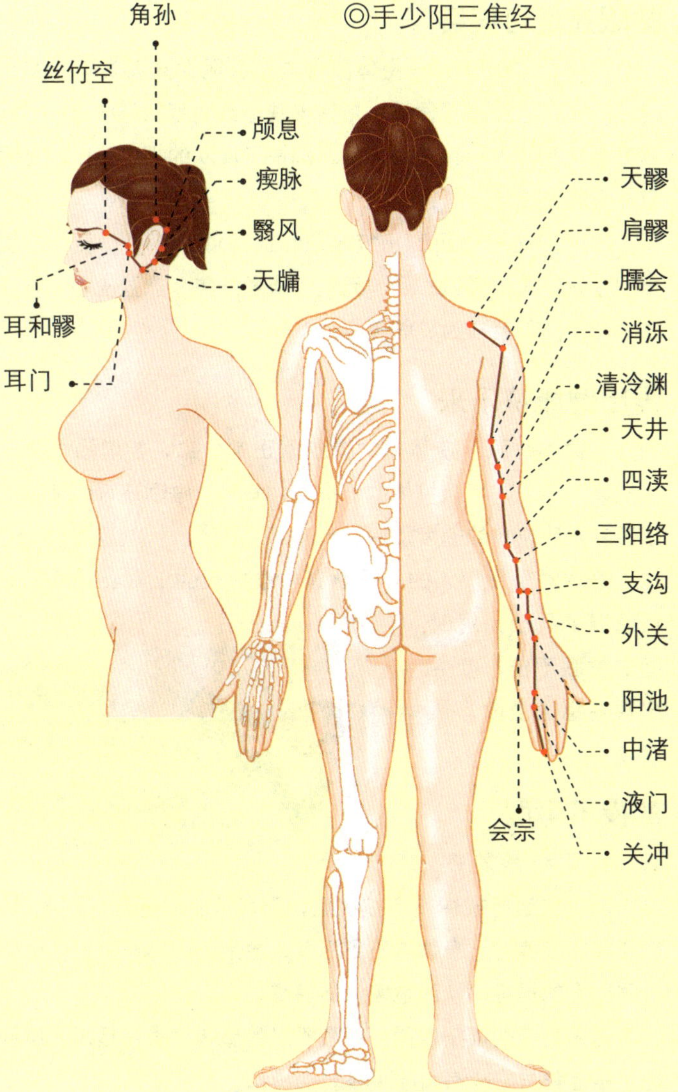
角孙
丝竹空
颅息
瘈脉
翳风
天牖
耳和髎
耳门
天髎
肩髎
臑会
消泺
清冷渊
天井
四渎
三阳络
支沟
外关
阳池
中渚
液门
关冲
会宗

睡眠充足可美容

人睡眠的过程，是身体阳气内敛、阴血充盛滋养全身的时间。全身毛细血管循环，包括皮肤毛细血管循环增多，分泌滋养和清除体内垃圾过程加强，加快了皮肤的再生，因此睡眠有益于皮肤美容。

三焦道路不畅通，元气温煦和血液滋养不足，会使皮肤出现皱纹，失去弹性。涵养元气，疏通三焦，充盈皮肤，在睡眠过程中元气就在为皮肤美容。

睡出健康快乐来

规律的睡眠可使体内的荷尔蒙正常分泌，能增强机体产生抗体的能力，增强机体的抵抗力；同时，睡眠还可以使各组织器官自我康复的速度加快。

睡眠对于保护人的心理健康与维护人的正常心理活动是很重要的。因为短时间的睡眠不佳，就会出现注意力涣散，情绪焦躁。

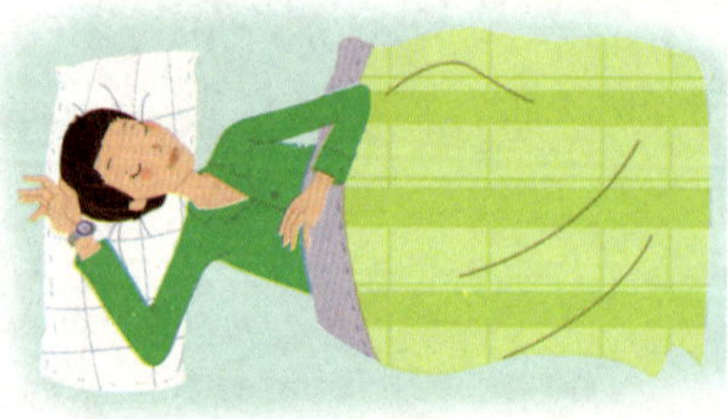

熬夜不可取

如果经常熬夜，经络的正常运行规律就会被扰乱，阳气该收敛时得不到收敛，需要阴血滋养时，身体得不到滋养，激素的分泌规律也会受到不同程度的损害，从而危害人体健康。

越来越多的证据表明，睡眠不足的影响会累加起来，肥胖症、癌症都与熬夜有直接关系。

嗜睡要注意

有的人一天中睡眠时间超过10小时，就是嗜睡。嗜睡大多是痰湿之邪留于上焦。“头者，精明之府”，头部是神经中枢所在，如果被湿浊所蒙蔽，会造成阳气的通行道路被阻隔，神志不清。嗜睡的老人更容易得心脏病，入睡状态中心率较慢，血液流动速度减缓，容易出现血栓。糖尿病患者也可能出现白天昏昏欲睡的现象。

三焦通畅血脉清

三焦通，血脉才通

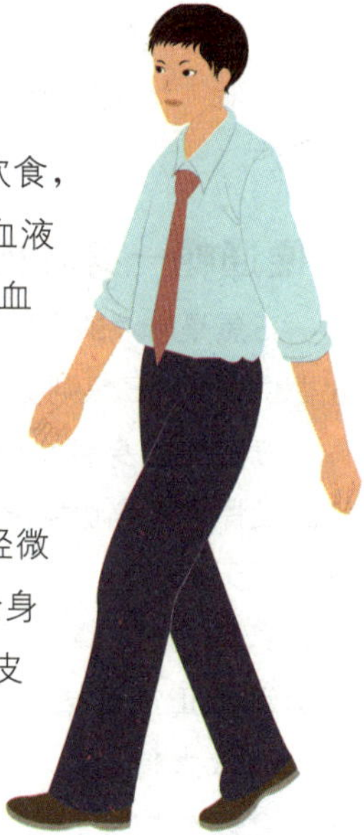

中医认为水液和血液都来自人的饮食，并且可以互相转化。现在我们认识到血液中绝大部分是水。水液的正常运行与血液的正常循行息息相关。

中医有“血不利则为水”的说法，血液运行不好就会产生水肿，有些女性朋友在经期会出现下肢或眼部轻微水肿，也是这个原因；同时三焦运行全身水液，三焦经络不通畅，水液滞留在皮肤腠理，也影响血液运行。一些心脏衰弱的病人，会血液运行无力，出现瘀血、水肿，采用利尿的治疗方法，效果往往立竿见影。

所以保持三焦经络的通利，使得水液有序运行，从而减少疾病。

三焦与痰

痰，不仅是指我们肉眼可以看见的痰液，中医认为身体血脉中一切不该存在的多余物质也是痰，统称痰浊。痰浊主要是水液在体内停留聚集，并且性质黏滞，停留在经脉往往导致血液运行不畅通，从而形成瘀血。所以又把痰和瘀一起称作痰瘀。

身体三焦通利，才会气血清顺，津液流通，就不会产生痰浊。气顺表现在心情愉快，食欲好，大便通畅；血液清洁与否从面色上可以分辨出来。

气血是人体两大重要物质，阳气率领血液运行，血液可以运载阳气。气顺血顺，气虚血瘀，气血失去清顺，最终会变成痰浊。

二便通畅一身轻松

三焦是水液的通路，饮食进入体内后，脾脏为精微物质吸收提供动力，三焦则提供道路，并且还提供废弃物排泄的通路。

三焦为全身各个脏腑的功能活动输送阳气，保证脏腑功能的发挥。三焦功能正常则水液能正常运行，水液和血液能正常运送元（阳）气到各个脏腑，并且形成尿液把废弃物排出体外；饮食进入胃、肠，经脾运化正常生成人体气血，形成大便排出体外，才不会发生腹胀、便秘、泄泻等疾病。

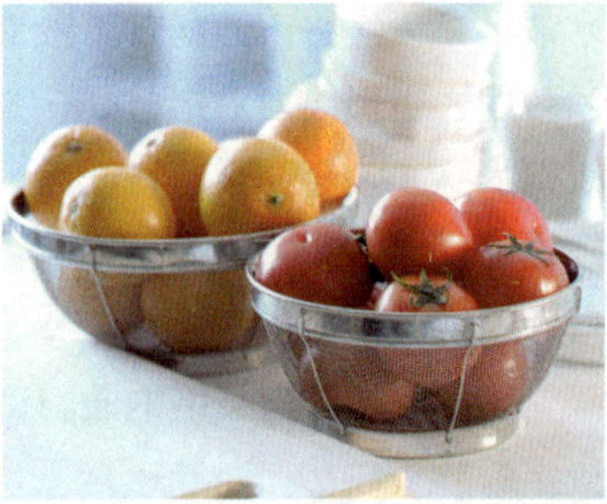

上焦通路不正常，水液运行的道路受阻，一方

面元气无法到达，另一方面阴寒的水液会损伤心肺阳气。心脏不能很好地输送血液，肺脏不能正常与外界气体交换，会出现胸闷、烦躁、气短、心悸，甚至会出现心衰、水肿等症状。

中焦气机不畅，脾将不能消化吸收，胃也不能正常向下输送食物残渣，导致气机停滞，甚至逆行，会出现腹胀、恶心欲呕、大便不畅等。

下焦的功能直接关系到人体排便的正常与否。尿液是液体，属于肾脏统摄，存于膀胱。如果元气不足，肾阳必定不足，会引起小便次数多，夜尿多，甚至小便水液直接从大肠泄出，形成腹泻，相反下焦的大肠如果有热，就会出现便秘。

元气通达头脑灵

脑为髓海

髓海是物质基础，是根本，精髓储存最多的地方就在脑中。骨髓和鼻涕、眼泪的性质一样，都归肾管理。

大脑供血要充足

《黄帝内经》讲人体功能的正常发挥，要靠血液提供的阳气。眼睛清晰地辨别东西，要靠肝脏得到良好的血液供应，肝的阳气充盛，才能通过经络到达眼部；腿的行走，手的灵活动作也不例外。大脑的血液供应也一样，我们蹲得时间一长，猛得站立时往往会感到头晕一下，那就是在重力作用下，血液没有快速供到脑部的结果。还有一些颈椎病患者，由于血液供应不足，会出现头晕的症状。但是过度充血，比如血压过高，就有可能会胀破大脑微血管，发生中风。

神经衰弱

人的元气是由精髓气化而成。肾藏髓，连通脑，脑是藏髓的大仓库，所以有“脑为髓海”的说法。神经衰弱一是由于元气充足，道路不通畅，导致记忆力降低，精力不集中；另一方面是精髓亏少，元气化生不足，气不养神，出现倦怠安卧，多寐嗜睡。

通三焦驱邪扶正防治老年痴呆

衰老是不可抗拒的，人们只有减慢衰老的速度。随着老龄化社会的到来，痴呆症的发病率逐渐增高。 肥胖、糖尿病、心脑血管疾病、高血压、血脂紊乱都是由于三焦气化功能的下降、水液代谢失常、痰瘀阻滞血脉，诱使痴呆发生。原因一方面是老年人气血阴阳相对衰落，脏腑功能下降；另一方面三焦气化不利，生成痰浊瘀血，是痴呆症产生的直接原因。

疏通三焦养元气

如何保持三焦气化正常

元气是人体之根本，是动力之源泉，是各种功能的能量来源。而三焦正是元气供给脏腑阳气的通路。因在睡眠期间胃肠道及其有关脏器的功能，将合成并制造人体的能量物质，以供活动时用。另外，由于体温、心率、血压下降，呼吸及部分内分泌减少，使基础代谢率降低，从而使体力得以恢复。

上焦有宗气，又叫大气。宗气藏于胸中，辅助肺脏进行呼吸，并且帮助心脏运行血液。揉按膻中穴疏利上焦气化，调补宗气，以行气血。

中焦主运，按摩中脘、足三里可促进中焦气化，益气和中，以生气血、化痰浊。

下焦主分别清浊，按摩气海穴，总调下焦气化，培补、振奋和升发元气；按摩外关通调三焦。

通过按摩五穴，调节三焦各部的气机，进而调节三焦各部所属脏腑的气机。三焦作为气化的总司，统领五脏六腑的功能活动。只有三焦气化功能正常，气血津液化生有源及升降出入的路径通畅，才能维持机体正常的生理功能。

养元气

心平气和可平衡阴阳。《黄帝内经》指出："恬淡虚无，真气从之"。暴怒伤阳，暴喜伤阴，情绪的强烈波动对身体伤害很大。

节制性生活。过度频繁的性生活会使精血的耗伤过多，阳气损失，可能会导致白天精力不足，腰膝酸软甚至疼痛。

少上火，《黄帝内经》讲"壮火食气"。身体某一机能过度的亢奋，也是对元气的一种损伤。比如，胃火大的人食量大，需要把大量的食物消化吸收，主要依靠人体的元气。

两情相悦在亥时

西方人认为从生物钟上讲，22 点是进行性爱活动的最佳时期，但他们没有说出其中的道理。如果大家研究一下中国传统文化，就会知道为什么是进行性爱活动的最佳时间了。

在亥时，心情喜悦，进而追求身体喜悦，这就是身心不二。所以在这个时候，人体就要进入到一个男女阴阳和合的时期。

图书在版编目(CIP)数据

黄帝内经 十二时辰养生宜忌/李兴广编著.—太原：山西科学技术出版社，2015.5（2025.2重印）

(国医养生堂)

ISBN 978-7-5377-5069-1

Ⅰ.①黄… Ⅱ.①李… Ⅲ.①《内经》－养生（中医） Ⅳ.①R221

中国版本图书馆CIP数据核字（2015）第071119号

国医养生堂 **黄帝内经 十二时辰养生宜忌**

出 版 人：阎文凯　　**文图编辑：**冷寒风
编　　著：李兴广　　**装帧设计：**阮剑锋
责任编辑：薄九深　　**美术编辑：**吴金周

出版发行：山西出版传媒集团·山西科学技术出版社
地址：太原市建设南路21号　邮编：030012
编辑部电话：0351-4922072
发行电话：0351-4922121
经　　销：各地新华书店
印　　刷：文畅阁印刷有限公司

开　　本：889毫米×1194毫米　1/32
印　　张：3
字　　数：80千字
版　　次：2015年5月第1版
印　　次：2025年2月第2次印刷
书　　号：ISBN 978-7-5377-5069-1
定　　价：12.00元